Generis
PUBLISHING

I RISCHI PSICOSOCIALI NEL LAVORO DEGLI INFERMIERI DI SALA OPERATORIA

STUDIO OSSERVAZIONALE TRASVERSALE CONDOTTO CON IL COPENHAGEN PSYCHOSOCIAL QUESTIONNAIRE

Fortunato Durante

Title: **I RISCHI PSICOSOCIALI NEL LAVORO DEGLI INFERMIERI DI SALA OPERATORIA**

STUDIO OSSERVAZIONALE TRASVERSALE CONDOTTO CON IL COPENHAGEN PSYCHOSOCIAL QUESTIONNAIRE

ISBN: 979-8-89966-136-5

Author: Fortunato Durante

Cover image: www.pixabay.com

Publisher: Generis Publishing
Online orders: www.generis-publishing.com
Contact email: info@generis-publishing.com

CONTENTS

Introduzione 7

Background 9

Problema 13

Obiettivo 13

Metodologia 15

Risultati 19

Discussione 51

Limiti dello studio 55

Implicazioni per la pratica 57

Conclusioni 59

Bibliografia 61

Allegato 1. 63

Allegato 2. 72

Allegato 3. 77

Allegato 4. 78

Allegato 5. Tabelle di contingenza 79

Introduzione

Lo stress sul lavoro sta diventando una questione sempre più rilevante, con un dipendente europeo su sei che soffre di patologie croniche e problemi di salute. I costi derivanti dallo stress sul lavoro sono considerati a livello internazionale un elemento finanziario significativo per la società (Peter K.A., et al., 2022).

I rischi psicosociali derivano da inadeguate modalità di progettazione, organizzazione e gestione del lavoro e da un contesto lavorativo socialmente mediocre e possono avere conseguenze psicologiche, fisiche e sociali negative, come stress, esaurimento o depressione connessi al lavoro.

I rischi psicosociali costituiscono un pericolo per la salute. I più noti sono lo stress, il burnout e le violazioni dell'integrità personale. Possono scaturire dal fatto che in azienda il lavoro è organizzato male e/o il contesto sociale è inadeguato.

Nel settore sanitario la presenza di potenziali fattori di rischio psicosociale per gli operatori che vi lavorano, quali ad esempio l'elevato carico emotivo, derivante dal contatto continuo con situazioni di estrema sofferenza, il lavoro su turni, la reperibilità e la gestione delle emergenze/urgenze. In questo senso, dunque, l'ambito sanitario rappresenta un contesto potenzialmente a rischio stress lavoro-correlato. Maggiormente esposti risultano essere gli infermieri, in quanto in continuo contatto diretto con i pazienti ed i loro familiari, e il personale impiegato in reparti "critici", ovvero con elevata mortalità e con pazienti affetti da patologie gravi. L'esposizione al rischio stress lavoro-correlato può variare considerevolmente in relazione ai diversi ambienti e alle differenti aree d'intervento ma anche in base ad aspetti oggettivi della realtà lavorativa e/o alle scelte organizzative operate all'interno delle Unità Operative (organizzazione dei turni di lavoro, distribuzione dei compiti, priorità e obiettivi specifici, modalità di comunicazione).

Background

Lo stress lavoro correlato viene definito come un insieme di reazioni dei lavoratori, quando vengono fatte loro delle richieste o subiscono delle pressioni che non coincidono con le loro conoscenze, abilità e li sfidano nella loro capacità di affrontarle (Peter K.A., et al., 2022). Nell'ambito lavorativo generale, i principali effetti organizzativi negativi includono, ad esempio, la riduzione delle prestazioni e un aumento dell'assenteismo e dei tassi di infortunio (Setti I., et al., 2017). Nello specifico del contesto sanitario, la presenza di potenziali fattori a rischio stress lavoro-correlato può agire sui professionisti sanitari con conseguenza di burn out (Teymoori E., et al., 2022). Vi sono inoltre, evidenze che, un effetto della presenza di fattori di stress al lavoro, è la minore soddisfazione dei professionisti sanitari del proprio lavoro e un minor impegno verso l'organizzazione, ed è associato con l'intenzione di lasciare prematuramente la loro professione (Peter K.A., et al., 2022).

L'identificazione dei work stressors per gli infermieri di sala operatoria ha portato all'evidenza diversi fattori che nello studio di Teymoori (2022) sono stati complessivamente riportati in categorie e relative sottocategorie, tutte individuate attraverso i pareri degli stessi infermieri. La sottocategoria "aggressività del chirurgo" di Teymoori (2022) viene evidenziata come work stressor anche in altri studi parlando di "conflitto con il medico" (Gu,2022) e di "abuso emotivo" da Elfering (2017) che lo associa a stress cognitivo, ossia difficoltà di concentrazione e difficoltà a prendere decisioni. Lo stress mentale viene, invece, associato alla particolare condizione di lavoro in sala operatoria che richiede sia all'infermiere strumentista, che di sala, di essere molto integrato e collaborativo nel team interprofessionale. La sottocategoria "rischi professionali" (Teymoori,2022) trova riscontro anche in Celikkalp (2021) che mette in evidenza come gli infermieri si sentano stressati per il timore di contrarre malattie, a causa della presenza in sala operatoria di fattori legati alla sicurezza, alle condizioni di lavoro e ad una formazione non adeguata. Il "coinvolgimento emotivo", indicato come fattore di stress da Teymoory, è studiato anche da Wang (2021), che lo ha correlato ad "eventi traumatici vissuti in situazioni di emergenza in particolar modo con pazienti aventi gravi traumi". In merito alla relazione tra stress e burn out emerge nello studio di Lee (2022) la correlazione tra stress e due sottoscale del burnout: "esaurimento emotivo e depersonalizzazione". La "depersonalizzazione", nello studio di Lee è associata a "competenze comunicative" e "stress da lavoro" e trova riscontro nello studio di Li (2021), mentre nello studio di Wang (2021), la "depersonalizzazione", viene associata a "insulti da parte del chirurgo" e "bullismo da parte dei colleghi". "L'esaurimento emotivo" nello studio di Li è associato a "stress lavorativo", mentre nello studio di Wang viene associato a "Soccorso a pazienti accoltellati, morte improvvisa del paziente e bullismo da parte dei colleghi".

La valutazione dei fattori di rischio psicosociale è un argomento rilevante, poiché molti studi hanno stabilito che l'ambiente di lavoro psicosociale può influenzare negativamente gli esiti organizzativi e di salute dei lavoratori. Al di là dei fattori di rischio suddetti, è anche importante considerare i rischi associati all'organizzazione del lavoro e gestione, cioè i rischi psicosociali, che possono verificarsi in tutti i luoghi di lavoro e incidono negativamente sulla salute e sui risultati. I rischi psicosociali sono solitamente valutati attraverso metodologie soggettive, poiché sono per lo più determinati dal modo in cui le persone li percepiscono. Per l'individuo, i principali effetti negativi dei rischi psicosociali riguardano violazioni mentali (come sintomi depressivi) e malattia fisica (come malattia cardiovascolare). In particolare, diversi studi hanno precedentemente dimostrato che lo stress da lavoro è un significativo fattore di rischio per la depressione (Setti I., et al., 2017).

La ricerca psicosociale ha prodotto strumenti di indagine che indagano lo stress e le conseguenze dello stress in ambiente lavorativo (Setti I., et al., 2017). Il Copenhagen Psychosocial Questionnaires (COPSOQ), è un questionario completo della vasta gamma dei fattori di stress e delle risorse psicosociali dell'ambiente di lavoro, che è applicabile a tutti i tipi di occupazione (Kristensen, Hannerz, Hogh & Borg, 2005). Nel 2010, è stata sviluppata la seconda versione del questionario il COPSOQ II (Pejtersenet al., 2010). Il COPSOQ II include domande su alcuni nuovi fattori, come Ricompensa, Giustizia, Fiducia e Discriminazione. È stata pubblicata, nel 2019, una nuova terza versione del questionario psicosociale di Copenaghen (COPSOQ III), sviluppato in risposta alle tendenze della vita lavorativa, ai concetti teorici e all'esperienza internazionale (Burr H., et al., 2019). Questo risponde a una sfida importante, collegata alla diversità del lavoro dei nostri giorni e dei requisiti scientifici e tecnici per generare informazioni utili. Il Copenhagen Psychosocial Questionnaire (COPSOQ) sostanzialmente rappresenta il raggiungimento di un risultato globale, perché non è legato ad una singola teoria dello stress lavorativo. Sviluppato nel 2000 da T.S. Kristensen e V. Borg, ha ricevuto in pochissimi anni un importante riconoscimento e diffusione internazionale (COPSOQ III, 2020). Il COPSOQ è uno dei questionari più utilizzati per la valutazione del rischio psicosociale ed è stato citato come riferimento nei documenti di organizzazioni internazionali come l'Organizzazione Mondiale della Sanità, l'Organizzazione Internazionale del Lavoro ed il suo utilizzo è riconosciuto come una buona pratica dall'Agenzia dell'Unione Europea per la sicurezza e la salute nel lavoro (COSPOQ III, 2020). Due studi, The European longitidinal Nurse's Early

Exit e l'RN4CAST, usando delle scale/domini selezionati del COPSOQ hanno affrontato importanti questioni relative alle professioni sanitarie (Peter et al., 2022). Il suo impiego da parte di parecchie organizzazioni è risultato molto utile sia rivolto a diversi tipi di occupazioni che in diversi contesti di lavoro (Burr H., et al., 2019). È stato utilizzato in migliaia di processi di valutazione del rischio di fattori psicosociali nelle imprese e in molti progetti di ricerca scientifica, inclusi studi comparativi tra vari paesi in Europa e all'estero (COPSOQ III, 2020). Concettualmente, include le dimensioni principali delle teorie psicosociali più influenti sul lavoro. Ciò rende COPSOQ utile in qualsiasi luogo di lavoro, sia nel settore industriale che in quello dei servizi. Tra gli strumenti di valutazione del rischio psicosociale, il COPSOQ è unico, poiché include valori di riferimento basati sulla popolazione per valutare la necessità di intervento e per aiutare il processo decisionale sulle misure preventive nei luoghi di lavoro (COPSOQ III, 2020).

Studi internazionali dimostrano che, l'esposizione ai rischi psicosociali, è una caratteristica importante del lavoro con l'evidenza che gli aspetti e i livelli di tensione lavorativa variano a seconda dei paesi, dei settori e delle professioni (COPSOQ III, 2020). Gli elementi sopracitati richiedono l'adattamento culturale dello strumento al Paese in cui viene utilizzato. Ad oggi COPSOQ è disponibile in più di 25 lingue e tra queste c'è quella in italiano (Setti I., et al.,2017). In Svizzera Il COPSOQ è stato validato in lingua italiana oltre che francese e tedesca (Peter K.A., et al., 2022), però, adattandolo in modo specifico all'ambiente sanitario svizzero.

Il processo di validazione in Italia del COSPOQ II versione breve, ha comportato una prima fase di traduzione in italiano dall'inglese da parte di un primo autore e successivamente la ritraduzione in inglese da un secondo autore (Setti I., et al., 2017). Come accaduto, per altri adattamenti culturali del COPSOQ II (vedi ad esempio il francese versione di Dupret, Bocéréan, Tcherani, Feltrin & Pejtersen, 2012 e la versione spagnola di Moncada et al., 2014), anche in quella italiana, tutte le scale della versione originale sono state incluse nella traduzione (Setti I., et al., 2017). Il successivo adattamento culturale ha ridotto i 34 Item originali a 30, di cui 28 sono stati combinati in 14 scale composte da due item e i due item sono stati usati come singole variabili; 4 item erano dicotomici e non sono stati considerati per l'analisi. Ciascun item è stato valutato in base ad una scala Likert, da 0 (mai d'accordo) a 4 (sempre/d'accordo), (Setti I., et al., 2017).

La popolazione studiata era composta principalmente da donne (71,2%), con più della metà dei soggetti nella fascia di età media ≥ 40anni. La grande maggioranza erano operai (90%), principalmente impiegati nella produzione alimentare (48%), seguiti dal tessile industria (20%), meccanica (17%), assistenza agli anziani e all'infanzia (6%), commercio (5%) e pulizie (2,7%), (Setti I., et al., 2017),

Nello studio di Setti il COSPOQ II versione breve è ritenuto un questionario completo che copre una vasta gamma dei fattori di stress e delle risorse psicosociali dell'ambiente di lavoro, che è applicabile a tutti i tipi di occupazione (Setti I., et al., 2017).

Problema

Non avendo reperito in Italia degli studi che indagano lo stress degli infermieri di sala operatoria con lo strumento COPSOQ II short validato in italiano nello studio di Setti (allegato1), si ritiene utile la sperimentazione di tale strumento per osservare un campione di infermieri.

Obiettivo

Misurare lo stress lavoro correlato dovuto a fattori psicosociali tra gli infermieri di sala operatoria usando il COSPOQ II short validato in italiano.

Metodologia

Tipo di studio: Studio osservazionale trasversale.

Campione di convenienza: Infermieri delle sale operatorie di un grande ospedale di Milano che hanno aderito allo studio rispondendo al questionario.

Criteri di inclusione: Infermieri Strumentisti, Infermieri di Anestesia, Infermieri di Sala Operatoria.

Criteri di esclusione: professionisti non infermieri di Sala Operatoria.

Strumento di misurazione: questionario COPSOQ II short validato in italiano (vedi allegato 1).

Il questionario è stato fornito dal primo autore dello studio ed è costituito da 16 domini/dimensioni, di cui 14 con 2 item e 2 domini con 1 item. I domini del questionario sono focalizzati sui seguenti fattori: Quantitative Demands, Work Pace, Emotional Demands, Decision Authority, Skill Discretion, Predictability, Rewards, Role Clarity, Quality of Leadership, Supervisor's Support, Job Satisfaction, Work Family Conflict, Trust, Justice, Self Rated Health e Burnout.

Le risposte agli item richiedono la scelta su una scala Likert così strutturate: quasi mai o mai, raramente, qualche volta, spesso e sempre, oppure pochissimo, poco, abbastanza, molto e moltissimo, oppure molto insoddisfatto, insoddisfatto, soddisfatto e molto soddisfatto, oppure no per niente, sì ma molto poco, si abbastanza e sicuramente si, oppure molto bene, bene, discretamente, male e molto male (vedi allegato 1).

Il questionario per la sua somministrazione è stato caricato su piattaforma FORMS al link: https://forms.office.com/e/Myk10v1zDZ

L'acceso al link permetteva agli infermieri di leggere una breve comunicazione di presentazione dello scopo della tesi e dei contenuti e delle modalità di compilazione del questionario stesso (vedi allegato 3).

Il questionario è stato fatto precedere da una parte generale costituita da domande su dati sociodemografici e di organizzazione del lavoro in sala operatoria, utili a descrivere le caratteristiche del campione studiato (vedi allegato 4).

Modalità di somministrazione: online e compilato in modo anonimo.

Tempi di somministrazione: dal 7 ottobre 2023 al 10 novembre 2023.

Autorizzazione alla raccolta dati: è stata chiesta e ottenuta dal Dirigente.

Metodo statistico di analisi dei dati: I dati raccolti sono stati analizzati con statistiche descrittive, la frequenza percentuale e gli indici di posizione e dispersione, calcolate con excel.

Utilizzando Jamovi 2.4.11, si è valutata l'associazione, o dipendenza, tra le variabili delle domande sociodemografiche e organizzative e quelle delle 16 dimensioni del questionario, costruendo le relative tabelle di contingenza per test di associazione con il test del Chi-quadrato di indipendenza (test non parametrico che si effettua con lo scopo di verificare se esiste associazione, o dipendenza, tra due variabili categoriche). L' Esito del test del Chi-quadrato è stato confrontato con il p-value a livello di significatività 0,05, quindi, se il p-value è minore del livello di significatività prefissato, è stato affermato che le due variabili possono essere considerate dipendenti a livello = 0.05, se il p-value è maggiore del livello di significatività prefissato, si è asserito che non è possibile concludere che le due variabili siano dipendenti.

Valutazione dei risultati: Per calcolare i punteggi, sono state seguite le raccomandazioni per la trasformazione COPSOQ II (COPSOQ II short, 2007), che attribuisca a ciascuna opzione di risposta i valori numerici 0,1,2,3,4 agli item con cinque opzioni di risposta e 0,1,2,3 a quelli con quattro opzioni. Questi valori numerici sono posti sopra ogni casella in cui deve essere contrassegnata con X la scelta, questo rende molto semplice il calcolo dei punteggi della dimensione che risulta dalla somma dei valori corrispondenti alle caselle contrassegnate. Il punteggio totale di ogni dimensione va quindi da 0 (valore minimo) a 3,4,6 o 8 (valore massimo). A seconda della formulazione degli elementi all'interno di ciascuna scala COPSOQ, i valori massimi possono essere positivi (range assenza di rischio 6-8, 2-3, 3-4 o 0-2 in relazione alla domanda) o negativi (range presenza di rischio da 6-8, 0-2, 0-1 e 4-6 in relazione alla domanda). I valori dei range di assenza/presenza di rischio di ogni singola dimensione e per l'intero questionario sono stati calcolati sommando, come indicazione COPSOQ, i valori numerici corrispondenti alla scala dove l'infermiere ha posto la propria scelta.

In relazione a quanto sopra e non essendo presenti in letteratura valori cut-off di riferimento, la valutazione dei risultati del questionario ha i seguenti criteri di riferimento sulla base dei quali sono stati calcolati dei range di punteggio totale per percezione di rischio (39-48), per percezione di rischio medio (49-68), percezione di assenza di rischio (69-79).

Per le dimensioni Quantitative Demands, Work Pace, Emotional Demands e Burnout, in presenza di maggioranza di risposte in percentuale spesso/sempre si riterrà indicativo di possibile rischio psicosociale nel campione, in relazione al singolo item o dominio (questo criterio si inverte per la seconda domanda della dimensione quantitative demands per la quale il rischio sarà valutato presente se la maggioranza dei risultati corrispondono a quasi mai o mai/raramente).

Per la dimensione Rewards, Role Clarity, Quality of Leadership e Trust in presenza di maggioranza di risposte in percentuale poco/pochissimo si riterrà indicativo di possibile rischio psicosociale.

Per la dimensione Job Satisfaction, in presenza di maggioranza di risposte in percentuale molto insoddisfatto/insoddisfatto si riterrà indicativo di possibile rischio psicosociale.

Per la dimensione Work Family Conflict, in presenza di maggioranza di risposte in percentuale sì abbastanza/sicuramente sì, si riterrà indicativo di possibile rischio psicosociale.

Per la dimensione Self Rated Health, in presenza di maggioranza di risposte in percentuale molto male/male si riterrà indicativo di possibile rischio psicosociale.

Per le dimensioni Decision Authority, Skill Discretion, Predictability, Supervisor's Support e Justice, in presenza di maggioranza di risposte in percentuale quasi mai o mai/raramente si riterrà indicativo di possibile rischio psicosociale.

Considerazioni Etiche: è stato garantito l'anonimato e la riservatezza dei dati e il loro utilizzo ai fini di questa tesi. La partecipazione è stata volontaria per tutti i partecipanti. Inoltre, tutti i partecipanti sono stati informati sugli obiettivi dello studio.

Risultati

Il COPSOQ II – short validato in italiano è stato somministrato dal 7 ottobre 2023 al 10 novembre 2023, online, tramite la piattaforma Forms. Un totale di 48 risposte è stato registrato. Il 62,5 % degli infermieri partecipanti dichiara di lavorare come figura unica infermieristica, ovvero di svolgere tutti i ruoli presenti in sala operatoria. Il 91,7 % dichiara di lavorare in urgenza, emergenza ed elezione, mentre il 68,8 % con l'articolazione dei turni mattino, pomeriggio e reperibilità notturne e festive. Il 77,1 % erano donne, mentre il 52,1 % con un'anzianità di servizio di oltre i dieci anni. Inoltre, il 60,4 % ha una fascia di età compresa tra i 30 e 50 anni. In merito alla formazione, il 66,7 % è in possesso della laurea triennale in infermieristica e solo il 6,3 % della laurea magistrale in scienze infermieristiche ed ostetriche.

Tabella 1. Ruolo in sala operatoria.

Ruolo in sala	Numero totale	Percentuale
Figura unica Inf.	30	62,5 %
Infermiere strumentista	9	18,8 %
Infermiere di anestesia	9	18,8 %
Infermiere di sala	0	0 %

Delle 48 risposte pervenute 8,3 % hanno dichiarato di lavorare solo in elezione, mentre il 91,7 % ha dichiarato di lavorare in emergenza, urgenza ed elezione (tabella 2).

Tabella 2. Tipologia di sala operatoria.

Tipologia di sala	Numero totale	Percentuale
Elezione	4	8,3 %
Emergenza, urgenza ed elezione	44	91,7 %
Emergenza-urgenza	0	0 %

Per quanto riguarda l'articolazione dei turni, il 2,1 % mattina, pomeriggio e notte, il 68,8% mattina, pomeriggio e reperibilità, il 14,6% diurnista e il 14,6 % mattina, pomeriggio, notte e reperibilità (tabella 3).

Tabella 3. Tipologia di turni

Turni	Numero totale	Percentuale
Mattina, pomeriggio e notte	1	2,1 %
Mattina, pomeriggio e reperibilità	33	68,8 %
Diurno	7	14,6 %
Mattina, pomeriggio, notte e reperibilità	7	14,6 %

Il campione era composto da 11 uomini e 37 donne (tabella 4).

Tabella 4. Genere

Sesso	Numero totale	Percentuale
M	11	22,9 %
F	37	77,1 %

Le fasce d'età erano così distribuite: meno di 30 anni (8,3 %), tra 30 e 40 anni (39,6 %), tra 40 e 50 anni (20,8 %) e oltre i 50 anni (31,3 %) (tabella 5).

Tabella 5. Fasce d'età

Fasce d'età	Numero totale	Percentuale
Meno di 30 anni	4	8,3 %
Tra 30 e 40 anni	19	39,6 %
Tra 40 e 50 anni	10	20,8 %
Oltre i 50 anni	15	31,3 %

È stata chiesta l'anzianità di servizio, il 29,2 % lavora in sala da meno di 5 anni, il 18,8 % da 5 a 10 anni e il 52,1 % da oltre 10 anni (tabella 6).

Tabella 6. Anzianità di servizio

Anni di servizio	Numero totale	Percentuale
Meno di 5 anni	14	29,2 %
Tra 5 e 10 anni	9	18,8 %
Oltre i 10 anni	25	52,1 %

In merito alla formazione, il 66,7 % era in possesso di laurea triennale, il 6,3 % di laurea magistrale, il 14,6 % era in possesso del master di sala operatoria e il 12,5 % era in possesso di altri master (tabella 7).

Tabella 7. Formazione

Formazione	Numero totale	Percentuale
Laurea triennale	32	66,7 %
Laurea magistrale	3	6,3 %
Master di sala operatoria	7	14,6 %
Altri master	6	12,5 %

Le risposte agli items del questionario COPSOQ II Short di ciascun dominio sono state valutate calcolando gli indici di posizione e di dispersione nonché le percentuali di rispondenti al questionario in base alla scala Likert.

La prima dimensione "quantitative demands", indaga la quantità di lavoro assegnata e gli intervistati hanno risposto alle due domande nel modo seguente:

Alla prima domanda, "Ti capita di rimanere indietro con il lavoro?", i risultati indicano che la maggior parte degli intervistati non rimangono indietro con il lavoro, il 29,2 % risponde "quasi mai o mai" e il 31,3 % risponde "raramente" (mediana = 1, IQR = 2) (tabella 9).

Alla seconda domanda," hai abbastanza tempo per svolgere tutti i compiti che ti sono assegnati?", la maggior parte degli intervistati dichiara di portare a termine i compiti assegnati, il 14,5 % risponde "sempre" e il 39,5 % risponde "spesso" (mediana = 1, IQR = 1) (tabella 9). La dimensione non risulta indicativa di rischio psicosociale per quantità di lavoro.

Tabella 8. Percentuali di rispondenti prima dimensione. (item 1A e 1B- range punteggio 0-8; punteggio rischio nella dimensione 6-8)

Quantitative Demands	0- Quasi mai o mai	1-Raramente	2-Qualche volta	3-Spesso	4-Sempre
1A - Ti capita di rimanere indietro con il lavoro?	29,2 %	31,3 %	22,9 %	14,6 %	2,1 %
	0-Sempre	1-Spesso	2- Qualche volta	3- Raramente	4- Quasi mai o mai
1B - Hai abbastanza tempo per svolgere tutti i compiti che ti sono assegnati?	14,5 %	39,5 %	45,8 %	18,7 %	4,1 %

Media del campione per la dimensione= 2,87; deviazione standard= 1,93;

Tabella 9. Parametri di posizione e dispersione per la prima dimensione.

Quantitative demands	Primo quartile	Mediana	Terzo quartile	IQR
Ti capita di rimanere indietro con il lavoro?	0	1	2	2
Hai abbastanza tempo per svolgere tutti i compiti che ti sono assegnati?	1	1	2	1

La seconda dimensione, "work pace", indaga i ritmi di lavoro a cui gli intervistati sono sottoposti. Le risposte alle due domande hanno portato ai seguenti risultati:

Alla prima domanda, "Nel tuo lavoro, è necessario lavorare ad un ritmo elevato?", la maggior parte degli intervistati, 54,2 % "spesso" e il 33,3 % "sempre" (tabella 10) ha dichiarato di lavorare ad un ritmo elevato (mediana = 3, IQR = 1) (tabella 11).

Alla seconda domanda, "Devi lavorare ad un ritmo elevato per tutto l'orario di lavoro?", la maggior parte degli intervistati dichiara di lavorare per tutto l'orario di servizio ad un ritmo elevato, il 39,6 % "spesso" e il 25 % "sempre" (mediana = 3, IQR = 1,25) (tabella 11). Può essere indicativo di rischio psicosociale per ritmi di lavoro elevati.

Tabella. 10. Percentuali di rispondenti seconda dimensione. (item 2A e 2B; range punteggio dimensione 0-8; punteggio rischio nella dimensione 6-8)

Work Pace	0- Quasi mai o mai	1-Raramente	2-Qualche volta	3-Spesso	4-Sempre
2A - Nel tuo lavoro, è necessario lavorare ad un ritmo elevato?	0 %	0 %	12,5 %	54,2 %	33,3 %
2B - Devi lavorare ad un ritmo elevato per tutto l'orario di lavoro?	0 %	2,1 %	33,3 %	39,6 %	25 %

Media del campione per la dimensione= **6,08**; deviazione standard= 1,35;

Tabella 11. Parametri di posizione e dispersione per la seconda dimensione.

Work Pace	Primo quartile	Mediana	Terzo quartile	IQR
Nel tuo lavoro, è necessario lavorare ad un ritmo elevato?	3	3	4	1
Devi lavorare ad un ritmo elevato per tutto l'orario di lavoro?	2	3	3,25	1,25

La terza dimensione, "Emotional Demands", indaga il grado di coinvolgimento emotivo degli intervistati.

Alla prima domanda, "Il tuo lavoro ti mette in situazioni che ti coinvolgono emotivamente?", il 27,1 % risponde "spesso" e il 6,3 % risponde "sempre" (mediana = 2, IQR = 2) (tabella 13).

Alla seconda domanda, "Devi avere a che fare con i problemi personali di altre persone come parte del tuo lavoro?", il 12,5 % risponde "spesso" e il 10,4 % risponde "sempre" (mediana = 2, IQR = 1) (tabella 13). Non è indicativa di rischio psicosociale per coinvolgimento emotivo.

Tabella. 12. Percentuali di rispondenti terza dimensione. (item 3A e 3B; range punteggio dimensione 0-8; punteggio rischio nella dimensione 6-8)

Emotional demands	0 - Quasi mai o mai	1 – Raramente	2- Qualche volta	3- Spesso	4- Sempre
3A - Il tuo lavoro ti mette in situazioni che ti coinvolgono emotivamente?	2,1 %	8,3 %	56,3 %	27,1 %	6,3 %
3B - Devi avere a che fare con i problemi personali di altre persone come parte del tuo lavoro?	14,6 %	12,5 %	50 %	12,5 %	10,4 %

Media del campione per la dimensione= 4,18; deviazione standard= 1,70;

Tabella 13. Parametri di posizione e dispersione per la terza dimensione.

Emotional Demands	Primo quartile	Mediana	Terzo quartile	IQR
Il tuo lavoro ti mette in situazioni che ti coinvolgono emotivamente?	2	2	3	1
Devi avere a che fare con i problemi personali di altre persone come parte del tuo lavoro?	1	2	2	1

La quarta dimensione, "Decision Authority", indaga la libertà decisionale a lavoro.

Alla prima domanda, "Puoi decidere liberamente come svolgere il tuo lavoro?", il 41,7 % dichiara "spesso" e il 6,3 % "sempre" (tabella 14), (mediana = 2, IQR = 2) (tabella 15).

Alla seconda domanda, "Puoi dire la tua opinione sulla quantità di lavoro che ti viene assegnato?", il 29,2 % dichiara "spesso" e il 10,4 % "sempre" (tabella 14) (mediana = 2, IQR = 2) (tabella 15). Non è indicativa di rischio psicosociale per libertà decisionale.

Tabella. 14. Percentuali di rispondenti quarta dimensione. (item 4A e 4B; range punteggio dimensione 0-8; punteggio rischio nella dimensione 0-2)

Decision Authority	0- Quasi mai o mai	1- Raramente	2- Qualche volta	3- Spesso	4- Sempre
4A - Puoi decidere liberamente come svolgere il tuo lavoro?	12,5 %	14,6 %	25 %	41,7 %	6,3 %
4B - Puoi dire la tua opinione sulla quantità di lavoro che ti viene assegnato?	18,8 %	20,8 %	20,8 %	29,2 %	10,4 %

Media del campione per la dimensione= 4,06; deviazione standard= 2,22;

Tabella 15. Parametri di posizione e dispersione per la quarta dimensione

Decision Authority	Primo quartile	Mediana	Terzo quartile	IQR
Puoi decidere liberamente come svolgere il tuo lavoro?	1	2	3	2
Puoi dire la tua opinione sulla quantità di lavoro che ti viene assegnato?	1	2	3	2

La quinta dimensione, "Skill Discretion", indaga la possibilità di imparare cose nuove a lavoro e l'autonomia lavorativa.

Alla prima domanda, "Nel tuo lavoro hai la possibilità di imparare cose nuove?", il 43,8 % ha dichiarato "spesso" e il 31,3 % "sempre" (tabella 16). (mediana = 3, IQR = 1,25) (tabella 17).

Alla seconda domanda, "Nel tuo lavoro ti è richiesto di prendere iniziative?", il 29,2 % (tabella 16) ha dichiarato "spesso" e l'8,3 % "sempre". (mediana = 2, IQR = 1) (tabella 17). La quinta dimensione non è indicativa di rischio psicosociale per stimoli e autonomia.

Tabella. 16. Percentuali di rispondenti quinta dimensione. (item 5 A e 5B; range punteggio dimensione 0-8; punteggio rischio nella dimensione 0-2)

Skill Discretion	0- Quasi mai o mai	1- Raramente	2- Qualche volta	3- Spesso	4- Sempre
5A - Nel tuo lavoro hai la possibilità di imparare cose nuove?	0 %	4,2 %	20,8 %	43,8 %	31,3 %
5B - Nel tuo lavoro ti è richiesto di prendere iniziative?	8,3 %	12,5 %	41,7 %	29,2 %	8,3 %

Media del campione per la dimensione= 5,18; deviazione standard= 1,49;

Tabella 17. Parametri di posizione e dispersione per la quinta dimensione.

Skill Discretion	Primo quartile	Mediana	Terzo quartile	IQR
Nel tuo lavoro hai la possibilità di imparare cose nuove?	2,75	3	4	1,25
Nel tuo lavoro ti è richiesto di prendere iniziative?	2	2	3	1

La sesta dimensione, "Predictability", indaga il grado di informazioni che si ricevono.

Alla prima domanda, "Nel tuo posto di lavoro sei informato con sufficiente anticipo su decisioni importanti, cambiamenti o programmi per il futuro?", il 27,1 % risponde "quasi mai o mai" e il 33,3 % risponde "raramente" (tabella 18) (mediana = 1, IQR = 1) (tabella 19).

Alla seconda domanda, "Ricevi tutte le informazioni necessarie per svolgere bene il tuo lavoro?", il 10,4 % risponde "quasi mai o mai" e il 18,8 % risponde "raramente" (tabella 18). (mediana = 2, IQR = 2) (tabella 19). Il primo item può essere indicativo di rischio psicosociale per la mancanza di informazioni.

Tabella 18. Percentuali di rispondenti sesta dimensione. (item 6A e 6B; range punteggio dimensione 0-8; punteggio rischio nella dimensione 0-2)

Predictability	0- Quasi mai o mai	1- Raramente	2- Qualche volta	3- Spesso	4- Sempre
6A - Nel tuo posto di lavoro sei informato con sufficiente anticipo su decisioni importanti, cambiamenti o programmi per il futuro?	27,1 %	33,3 %	16,7 %	12,5 %	10,4 %
6B - Ricevi tutte le informazioni necessarie per svolgere bene il tuo lavoro?	10,4 %	18,8 %	37,5 %	22,9 %	10,4 %

Media del campione per la dimensione= 3,5; deviazione standard= 2,29;

Tabella 19. Parametri di posizione e dispersione per la sesta dimensione

Predictability	Primo quartile	Mediana	Terzo quartile	IQR
Nel tuo posto di lavoro sei informato con sufficiente anticipo su decisioni importanti, cambiamenti o programmi per il futuro?	0	1	1	1
Ricevi tutte le informazioni necessarie per svolgere bene il tuo lavoro?	1	2	3	2

La settima dimensione, "Rewards", indaga il grado di apprezzamento da parte della direzione del lavoro svolto.

Alla prima domanda, "Il tuo lavoro è riconosciuto e apprezzato dalla direzione?", il 29,2 % dichiara "pochissimo" e il 43,8 % dichiara "poco" (tabella 20). (mediana = 1, IQR = 2) (tabella 21).

Alla seconda domanda, "Sei trattato con giustizia nel tuo posto di lavoro?", il 10,4 % dichiara "pochissimo" e il 27,1 % dichiara "poco" (tabella 20). (mediana = 2, IQR = 1) (tabella 21). Il primo item può essere indicativo di rischio psicosociale.

Tabella. 20. Percentuali di rispondenti settima dimensione. (item 7A e 7B; range punteggio dimensione 0-8; punteggio rischio nella dimensione 0-2)

Rewards	0-Pochissimo	1-Poco	2-Abbastanza	3-Molto	4-Moltissimo
7A - Il tuo lavoro è riconosciuto e apprezzato dalla direzione?	29,2 %	43,8 %	22,9 %	4,2 %	0 %
7B - Sei trattato con giustizia nel tuo posto di lavoro?	10,4 %	27,1 %	47,9 %	14,6 %	0 %

Media del campione per la dimensione= 2,68; deviazione standard= 1,41;

Tabella 21. Parametri di posizione e dispersione per la settima dimensione

Rewards	Primo quartile	Mediana	Terzo quartile	IQR
Il tuo lavoro è riconosciuto e apprezzato dalla direzione?	0	1	2	2
Sei trattato con giustizia nel tuo posto di lavoro?	1	2	2	1

L' ottava dimensione, "Role Clarity", indaga quanto gli obiettivi da raggiungere siano chiari e le aspettative lavorative nei confronti degli intervistati.

Alla prima domanda, "Nel tuo lavoro gli obiettivi da raggiungere sono chiari?", il 4,2 % dichiara "pochissimo" e il 33,3 % dichiara "poco" (tabella 22) (mediana = 2, IQR = 1,25) (tabella 23).

Alla seconda domanda, "Sai esattamente cosa ci si aspetta da te al lavoro?", il 4,2 % degli infermieri dichiara "pochissimo" e il 10,4 % dichiara "poco" (tabella 22). (mediana = 3, IQR = 1) (tabella 23). Non è indicativo di rischio psicosociale.

Tabella. 22. Percentuali di rispondenti ottava dimensione. (item 8Ae 8B; range punteggio dimensione 0-8; punteggio rischio nella dimensione 0-2)

Role Clarity	0-Pochissimo	1-Poco	2-Abbastanza	3-Molto	4-Moltissimo
8A - Nel tuo lavoro gli obiettivi da raggiungere sono chiari?	4,2 %	33,3 %	37,5 %	20,8 %	4,2 %
8B - Sai esattamente cosa ci si aspetta da te al lavoro?	4,2 %	10,4 %	33,3 %	45,8 %	6,3 %

Media del campione per la dimensione= 4,27; deviazione standard= 1,63;

Tabella 23. Parametri di posizione e dispersione per l'ottava dimensione

Role Clarity	Primo quartile	Mediana	Terzo quartile	IQR
Nel tuo lavoro gli obiettivi da raggiungere sono chiari?	1	2	2,25	1,25
Sai esattamente cosa ci si aspetta da te al lavoro?	2	3	3	1

La nona e la decima dimensione, "Quality of Leadership" e "Supervisor's Support", riguardano il rapporto con il proprio diretto superiore.

Alla dimensione nove, prima domanda "Pensi che per il tuo diretto superiore sia importante la soddisfazione delle persone che lavorano con lui?", il 20,8 % degli intervistati (tabella 24) dichiarano "pochissimo" e il 29,2 % "poco". (mediana = 1,5, IQR = 2) (tabella 25).

Alla seconda domanda della dimensione nove, "Pensi che il tuo diretto superiore sia bravo a programmare il lavoro?", il 12,5 % dichiara "pochissimo" (tabella 24) e il 27,1 % "poco". (mediana = 2, IQR =2) (tabella 25). Il primo item può essere indicativo di rischio.

Alla decima dimensione, prima domanda "Quanto spesso il tuo diretto superiore è disponibile ad ascoltare i tuoi problemi sul lavoro?", il 10,4 % risponde "quasi mai o mai e il 14,6 % "raramente" (tabella 26). (mediana = 2, IQR = 1,5) (tabella 27).

Alla seconda domanda della decima dimensione, "Quanto spesso ricevi aiuto e supporto dal tuo diretto superiore?", l'8,3 % risponde "quasi mai o mai" e il 25 % "raramente" (tabella 26). (mediana = 2, IQR = 2) (tabella 27). Non è indicativa di rischio.

Tabella. 24. Percentuali di rispondenti nona dimensione. (item 9A e 9B; range punteggio dimensione 0-8; punteggio rischio nella dimensione 0-2)

Quality of Leadership	0- Pochissimo	1- Poco	2- Abbastanza	3-Molto	4-Moltissimo
9A - Pensi che per il tuo diretto superiore sia importante la soddisfazione delle persone che lavorano con lui?	20,8 %	29,2 %	18,8 %	20,8 %	10,4 %

9B - Pensi che il tuo diretto superiore sia bravo a programmare il lavoro?	12,5 %	27,1 %	27,1 %	20,8 %	12,5 %

Media del campione per la dimensione= 3,64; deviazione standard= 2,40;

Tabella 25. Parametri di posizione e dispersione per la nona dimensione

Quality of Leadership	Primo quartile	Mediana	Terzo quartile	IQR
Pensi che per il tuo diretto superiore sia importante la soddisfazione delle persone che lavorano con lui?	1	1,5	3	2
Pensi che il tuo diretto superiore sia bravo a programmare il lavoro?	1	2	3	2

Tabella 26. Percentuali di rispondenti decima dimensione. (item 10A e 10B; range punteggio dimensione 0-8; punteggio rischio nella dimensione 0-2)

Supervisor's Support	0- Quasi mai o mai	1- Raramente	2-Qualche volta	3- Spesso	4- Sempre
10A - Quanto spesso il tuo diretto superiore è disponibile ad ascoltare i tuoi problemi sul lavoro?	10,4 %	14,6 %	29,2 %	20,8 %	25 %
10B - Quanto spesso ricevi aiuto e supporto dal tuo diretto superiore?	8,3 %	25 %	27,1 %	18,8 %	20,8 %

Media del campione per la dimensione= 4,54; deviazione standard= 2,44;

Tabella 27. Parametri di posizione e dispersione per la decima dimensione

Supervisor's Support	Primo quartile	Mediana	Terzo quartile	IQR
Quanto spesso il tuo diretto superiore è disponibile ad ascoltare i tuoi problemi sul lavoro?	1,75	2	3,25	1,5
Quanto spesso ricevi aiuto e supporto dal tuo diretto superiore?	1	2	3	2

L'undicesima dimensione, "Job Satisfaction", indaga la soddisfazione lavorativa e contiene solamente una domanda.

Alla domanda, "Considerando tutto, quanto sei soddisfatto del tuo lavoro?", nessuno dichiara "molto insoddisfatto" e il 16,7 % "insoddisfatto" (tabella 28). (mediana = 2, IQR = 0) (tabella 29). Non è indicativa di rischio psicosociale.

Tabella 28. Percentuali di rispondenti undicesima dimensione. (item 11; range punteggio dimensione 0- 3; punteggio rischio nella dimensione 0-1)

Job Satisfaction	0- Molto insoddisfatto	1- Insoddisfatto	2- Soddisfatto	3- Molto soddisfatto
11 - Considerando tutto, quanto sei soddisfatto del tuo lavoro?	0 %	16,7 %	75 %	8,3 %

Media del campione per la dimensione= 1,91; deviazione standard= 0,49;

Tabella 29. Parametri di posizione e dispersione per l'undicesima dimensione.

Job Satisfaction	Primo quartile	Mediana	Terzo quartile	IQR
Considerando tutto, quanto sei soddisfatto del tuo lavoro?	2	2	2	0

La dimensione dodici, "Work-Family Conflict", riguarda i modi in cui il lavoro interferisce con la vita privata.

Alla prima domanda, "Pensi che il tuo lavoro ti tolga così tanta energia da influire negativamente sulla tua vita privata?", il 52,1 % dichiara "si, abbastanza" e il 12,5 % "sicuramente" (tabella 30). (mediana = 2, IQR = 1) (tabella 31).

Alla seconda domanda, "Pensi che il tuo lavoro ti tolga così tanto tempo da influire negativamente sulla tua vita privata?", il 39,6 % (tabella 30) dichiara "si, abbastanza" e il 16,7 % dichiara "sicuramente". (mediana = 2, IQR = 1) (tabella 31), tanto da influire negativamente sulla vita privata. È indicativo di rischio psicosociale.

Tabella 30. Percentuali di rispondenti dodicesima dimensione. (item 12 A e 12 B; range punteggio dimensione 0-6; punteggio rischio nella dimensione 4-6)

Work-Family Conflict	0- No, per niente	1- Si, ma molto poco	2- Si, abbastanza	3-Sicuramente
12A - Pensi che il tuo lavoro ti tolga così tanta energia da influire negativamente sulla tua vita privata?	8,3 %	27,1 %	52,1 %	12,5 %
12B - Pensi che il tuo lavoro ti tolga così tanto tempo da influire negativamente sulla tua vita privata?	8,3 %	35,4 %	39,6 %	16,7 %

Media del campione per la dimensione= 3,33; deviazione standard= 1,58;

Tabella 31. Parametri di posizione e dispersione per la dodicesima dimensione

Work-Family Conflict	Primo quartile	Mediana	Terzo quartile	IQR
Pensi che il tuo lavoro ti tolga così tanta energia da influire negativamente sulla tua vita privata?	1	2	2	1
Pensi che il tuo lavoro ti tolga così tanto tempo da influire negativamente sulla tua vita privata?	1	2	2	1

Le dimensioni tredici e quattordici, "Trust" e "Justice", non riguardano direttamente il lavoro, ma l'intera azienda.

Alla dimensione tredici, prima domanda "Tu hai fiducia nelle informazioni che arrivano dalla direzione aziendale?", il 10,4 % dichiara "pochissimo" e il 56,3 "poco" (tabella 32). (mediana = 1, IQR = 1) (tabella 33).

Alla seconda domanda, "La direzione aziendale si fida di come lavorano i suoi dipendenti?", il 14,6 % dichiara "pochissimo" e il 33,3 % "poco" (tabella 32). (mediana = 2, IQR = 1) (tabella 33). Il primo item è indicativo di rischio.

Alla dimensione quattordici, prima domanda "I conflitti sono risolti con giustizia?", il 12,5 % dichiara "quasi mai o mai" e il 31,3 % "raramente" (tabella 34). (mediana = 2, IQR = 1) (tabella 35).

Alla seconda domanda, "Il lavoro è distribuito equamente?", il 10,4 % dichiara "quasi mai o mai" e il 29,2 % "raramente" (tabella 34). (mediana = 2, IQR = 2) (tabella 35). Non è indicativo di rischio.

Tabella. 32. Percentuali di rispondenti tredicesima dimensione. (item 13 A e 13 B; range punteggio dimensione 0-8; punteggio rischio nella dimensione 0-2)

Trust	0-Pochissimo	1- Poco	2- Abbastanza	3- Molto	4-Moltissimo
13A - Tu hai fiducia nelle informazioni che arrivano dalla direzione aziendale?	10,4 %	56,3 %	29,2 %	4,2 %	0 %
13B - La direzione aziendale si fida di come lavorano i suoi dipendenti?	14,6 %	33,3 %	43,8 %	8,3 %	0 %

Media del campione per la dimensione= 2,72; deviazione standard= 1,37;

Tabella 33. Parametri di posizione e dispersione per la tredicesima dimensione

Trust	Primo quartile	Mediana	Terzo quartile	IQR
Tu hai fiducia nelle informazioni che arrivano dalla direzione aziendale?	1	1	2	1
La direzione aziendale si fida di come lavorano i suoi dipendenti?	1	2	2	1

Tabella 34. Percentuali di rispondenti quattordicesima dimensione. (item 14A e 14B; range punteggio dimensione 0-8; punteggio rischio nella dimensione 0-2)

Justice	0- Quasi mai o mai	1- Raramente	2- Qualche volta	3- Spesso	4- Sempre
14A - I conflitti sono risolti con giustizia?	12,5 %	31,3 %	35,4 %	16,7 %	4,2 %
14B - Il lavoro è distribuito equamente?	10,4 %	29,2 %	29,2 %	31,3 %	0 %

Media del campione per la dimensione= 3,5; deviazione standard= 1,81;

Tabella 35. Parametri di posizione e dispersione per la quattordicesima dimensione

Justice	Primo quartile	Mediana	Terzo quartile	IQR
I conflitti sono risolti con giustizia?	1	2	2	1
Il lavoro è distribuito equamente?	1	2	3	2

La dimensione quindici, “Self-Rated Health”, indaga l’aspetto salute in generale ed è composta da una sola domanda.

Alla domanda, “Come va in generale la tua salute?”, nessuno dichiara “molto male” e il 4,2 % “male”. (mediana = 2, IQR = 1) (tabella 37). Non è indicativo di rischio.

Tabella 36. Percentuali di rispondenti quindicesima dimensione. (item 15: range punteggio dimensione 0-4; punteggio rischio nella dimensione 0-1).

Self-Rated Health	0- Molto male	1- Male	2- Discretamente	3- Bene	4- Molto bene
15 - Come va in generale la tua salute?	0 %	4,2 %	56,3 %	35,4 %	4,2 %

Media del campione per la dimensione= 2,39; deviazione standard= 0,64;

Tabella 37. Parametri di posizione e dispersione per la quindicesima dimensione

Self-Rated Health	Primo quartile	Mediana	Terzo quartile	IQR
Considerando tutto, quanto sei soddisfatto del tuo lavoro?	2	2	3	1

La dimensione sedici, "burnout", indaga l'aspetto burnout.

Alla prima domanda, "Nelle ultime quattro settimane, quanto spesso ti sei sentito sfinito?", il 18,8 % ha dichiarato "spesso" e il 2,1 % "sempre" (tabella 38). (mediana = 2, IQR = 0) (tabella 39).

Alla seconda domanda, "Nelle ultime quattro settimane, quanto spesso ti sei sentito esausto emotivamente?", il 22,9 % degli infermieri dichiara "spesso" e il 2,1 % "sempre" (tabella 38). (mediana = 2, IQR = 1,25) (tabella 39). L'aspetto burnout non è indicativo di rischio.

Tabella 38. Percentuali di rispondenti sedicesima dimensione. (item 16 A e 16B; range punteggio dimensione 0-8; punteggio rischio nella dimensione 6-8)

Burnout	0-Quasi mai o mai	1-Raramente	2-Qualche volta	3-Spesso	4-Sempre
16 A- Nelle ultime quattro settimane, quanto spesso ti sei sentito sfinito?	4,2 %	12,5 %	62,5 %	18,8 %	2,1 %
16B - Nelle ultime quattro settimane, quanto spesso ti sei sentito esausto emotivamente?	12,5 %	20,8 %	41,7 %	22,9 %	2,1 %

Media del campione per la dimensione= 3,83; deviazione standard= 1,61;

Tabella 39. Parametri di posizione e dispersione per la sedicesima dimensione

Burnout	Primo quartile	Mediana	Terzo quartile	IQR
Nelle ultime 4 settimane, quanto spesso ti sei sentito sfinito?	2	2	2	0
Nelle ultime 4 settimane, quanto spesso ti sei sentito esausto emotivamente?	1	2	2,25	1,25

Di seguito media e deviazione standard per dimensione, ottenute sommando i punteggi degli item per ogni dimensione e calcolate con excel (tabella 40).

Tabella 40. Media e deviazione standard per dimensione

Domini	Punteggio medio	Deviazione standard	Punteggio per rischio
1- Quantitative Demands	2,87	1,93	6-8
2- Work Pace	**6,08**	1,35	**6-8**
3- Emotional Demands	4,18	1,70	6-8
4- Decision Authority	4,06	2,22	0-2
5- Skill Discretion	5,18	1,49	0-2
6- Predictability	3,5	2,29	0-2
7- Rewards	2,68	1,41	0-2
8- Role Clarity	4,27	1,63	0-2
9- Quality of Leadership	3,64	2,40	0-2
10- Supervisor's Support	4,54	2,44	0-2
11- Job Satisfaction	1,91	0,49	0-1
12- Work Family Conflict	3,33	1,58	4-6
13- Trust	2,72	1,37	0-2
14- Justice	3,5	1,81	0-2
15- Self Rated Health	2,39	0,64	0-1
16- Burnout	3,83	1,61	6-8

Lo studio dei punteggi totali ottenuti sommando i punteggi di ogni dimensione è riportato nella figura 1 in relazione ai range di percezione di rischio (range 38-48), percezione di rischio medio (49,68), percezione di assenza di rischio (69-79).

Figura 1. Punteggio totale per ogni infermiere. Range 38- 48 presenza alta di rischio, range 49-68 presenza media di rischio, range 69-79 assenza di rischio

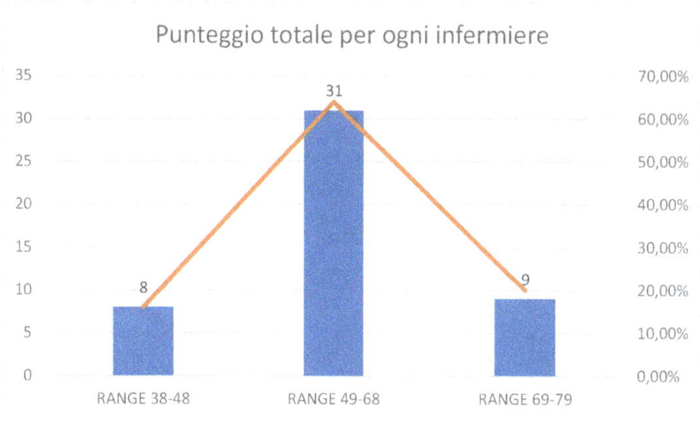

Di seguito la correlazione e relativo valore di "p" tra le domande di carattere generale e le dimensioni del COPSOQ II short, utilizzando il programma Jamovi 2.4.11.

L'associazione tra gli item della prima dimensione del questionario, Quantitative Demands, e le caratteristiche generali del campione, evidenzia associazioni statisticamente significative tra il livello di formazione, p=0,042 per il primo item e p= 0,036 per il secondo item (tabella 41).

Tabella 41. Quantitative Demands e domande di carattere generale

Ruolo in sala operatoria	Valore di p
Ti capita di rimanere indietro con il lavoro?	0,598
Hai abbastanza tempo per svolgere tutti i compiti che ti sono assegnati?	0,265
Tipologia di sala operatoria	
Ti capita di rimanere indietro con il lavoro?	0,351
Hai abbastanza tempo per svolgere tutti i compiti che ti sono assegnati?	0,788
Turni	
Ti capita di rimanere indietro con il lavoro?	0,168
Hai abbastanza tempo per svolgere tutti i compiti che ti sono assegnati?	0,445
Genere	
Ti capita di rimanere indietro con il lavoro?	0,721
Hai abbastanza tempo per svolgere tutti i compiti che ti sono assegnati?	0,893
Età	
Ti capita di rimanere indietro con il lavoro?	0,518

Hai abbastanza tempo per svolgere tutti i compiti che ti sono assegnati?	0,440
"da quanto tempo lavora in sala?".	
Ti capita di rimanere indietro con il lavoro?	0,945
Hai abbastanza tempo per svolgere tutti i compiti che ti sono assegnati?	0,485
Formazione	
Ti capita di rimanere indietro con il lavoro?	**0,042**
Hai abbastanza tempo per svolgere tutti i compiti che ti sono assegnati?	**0,036**

L'associazione tra gli item della seconda dimensione del questionario, Work Pace, e le caratteristiche generali del campione, non evidenzia associazioni statisticamente significative (tabella 42).

Tabella 42. Work Pace e domande di carattere generale

Ruolo in sala operatoria	Valore di p
Nel tuo lavoro è necessario lavorare ad un ritmo elevato?	0,261
Devi lavorare ad un ritmo elevato per tutto l'orario di lavoro?	0,348
Tipologia di sala operatoria	
Nel tuo lavoro è necessario lavorare ad un ritmo elevato?	0,309
Devi lavorare ad un ritmo elevato per tutto l'orario di lavoro?	0,297
Turni	
Nel tuo lavoro è necessario lavorare ad un ritmo elevato?	0,176
Devi lavorare ad un ritmo elevato per tutto l'orario di lavoro?	0,279
Genere	
Nel tuo lavoro è necessario lavorare ad un ritmo elevato?	0,073
Devi lavorare ad un ritmo elevato per tutto l'orario di lavoro?	0,063
Età	
Nel tuo lavoro è necessario lavorare ad un ritmo elevato?	0,126
Devi lavorare ad un ritmo elevato per tutto l'orario di lavoro?	0,530
"da quanto tempo lavora in sala?".	
Nel tuo lavoro è necessario lavorare ad un ritmo elevato?	0,324
Devi lavorare ad un ritmo elevato per tutto l'orario di lavoro?	0,167
Formazione	
Nel tuo lavoro è necessario lavorare ad un ritmo elevato?	0,460
Devi lavorare ad un ritmo elevato per tutto l'orario di lavoro?	0,302

L'associazione tra gli item della terza dimensione del questionario, Emotional Demands, e le caratteristiche generali del campione, evidenzia associazioni statisticamente significative tra la tipologia di sala operatoria, p=0,042 per il primo item, e tra il genere, p= 0,025 per il primo item (tabella 43).

Tabella 43. Emotional Demands e domande di carattere generale

Ruolo in sala operatoria	Valore di p
Il tuo lavoro ti mette in situazioni che ti coinvolgono emotivamente?	0,639
Devi avere a che fare con i problemi personali di altre persone come parte del tuo lavoro?	0,602
Tipologia di sala operatoria	
Il tuo lavoro ti mette in situazioni che ti coinvolgono emotivamente?	**0,011**
Devi avere a che fare con i problemi personali di altre persone come parte del tuo lavoro?	0,211
Turni	
Il tuo lavoro ti mette in situazioni che ti coinvolgono emotivamente?	0,260
Devi avere a che fare con i problemi personali di altre persone come parte del tuo lavoro?	0,994
Genere	
Il tuo lavoro ti mette in situazioni che ti coinvolgono emotivamente?	**0,025**
Devi avere a che fare con i problemi personali di altre persone come parte del tuo lavoro?	0,892
Età	
Il tuo lavoro ti mette in situazioni che ti coinvolgono emotivamente?	0,355
Devi avere a che fare con i problemi personali di altre persone come parte del tuo lavoro?	0,131
"da quanto tempo lavora in sala?".	
Il tuo lavoro ti mette in situazioni che ti coinvolgono emotivamente?	0,135
Devi avere a che fare con i problemi personali di altre persone come parte del tuo lavoro?	0,325
Formazione	
Il tuo lavoro ti mette in situazioni che ti coinvolgono emotivamente?	0,431
Devi avere a che fare con i problemi personali di altre persone come parte del tuo lavoro?	0,251

L'associazione tra gli item della quarta dimensione del questionario, Decision Authority, e le caratteristiche generali del campione evidenzia associazioni statisticamente significative tra i turni, p=0,005 per il primo item e p= 0,045 per il secondo item e per l'anzianità di servizio, p= 0,044 per il primo item (tabella 44).

Tabella 44. Decision Authority e domande di carattere generale

Ruolo in sala operatoria	Valore di p
Puoi decidere liberamente come svolgere il tuo lavoro?	0,636
Puoi dire la tua opinione sulla quantità di lavoro che ti viene assegnato?	0,362
Tipologia di sala operatoria	
Puoi decidere liberamente come svolgere il tuo lavoro?	0,822
Puoi dire la tua opinione sulla quantità di lavoro che ti viene assegnato?	0,064
Turni	
Puoi decidere liberamente come svolgere il tuo lavoro?	**0,005**
Puoi dire la tua opinione sulla quantità di lavoro che ti viene assegnato?	**0,045**
Genere	
Puoi decidere liberamente come svolgere il tuo lavoro?	0,739
Puoi dire la tua opinione sulla quantità di lavoro che ti viene assegnato?	0,061
Età	
Puoi decidere liberamente come svolgere il tuo lavoro?	0,263
Puoi dire la tua opinione sulla quantità di lavoro che ti viene assegnato?	0,143
"da quanto tempo lavora in sala?".	
Puoi decidere liberamente come svolgere il tuo lavoro?	**0,044**
Puoi dire la tua opinione sulla quantità di lavoro che ti viene assegnato?	0,187
Formazione	
Puoi decidere liberamente come svolgere il tuo lavoro?	0,725
Puoi dire la tua opinione sulla quantità di lavoro che ti viene assegnato?	0,390

L'associazione tra la quinta dimensione del questionario, Skill Discretion, e le domande di carattere generale non evidenzia associazioni statisticamente significative (tabella 45).

Tabella 45. Skill Discretion e domande di carattere generale

Ruolo in sala operatoria	Valore di p
Nel tuo lavoro hai la possibilità di imparare cose nuove?	0,092
Nel tuo lavoro ti è richiesto di prendere iniziative?	0,324
Tipologia di sala operatoria	
Nel tuo lavoro hai la possibilità di imparare cose nuove?	0,339
Nel tuo lavoro ti è richiesto di prendere iniziative?	0,447
Turni	
Nel tuo lavoro hai la possibilità di imparare cose nuove?	0,127
Nel tuo lavoro ti è richiesto di prendere iniziative?	0,948
Genere	
Nel tuo lavoro hai la possibilità di imparare cose nuove?	0,192
Nel tuo lavoro ti è richiesto di prendere iniziative?	0,803
Età	
Nel tuo lavoro hai la possibilità di imparare cose nuove?	0,436
Nel tuo lavoro ti è richiesto di prendere iniziative?	0,943
"da quanto tempo lavora in sala?".	
Nel tuo lavoro hai la possibilità di imparare cose nuove?	0,267
Nel tuo lavoro ti è richiesto di prendere iniziative?	0,964
Formazione	
Nel tuo lavoro hai la possibilità di imparare cose nuove?	0,072
Nel tuo lavoro ti è richiesto di prendere iniziative?	0,246

L'associazione tra la sesta dimensione del questionario, Predictability, e le domande di carattere generale evidenzia associazioni statisticamente significative per la parte inerente ai turni, p=0,050 per il secondo item (tabella 46).

Tabella 46. Predictability e domande di carattere generale

Ruolo in sala operatoria	Valore di p
Nel tuo posto di lavoro sei informato con sufficiente anticipo su decisioni importanti, cambiamenti o programmi per il futuro?	0,986
Ricevi tutte le informazioni necessarie per svolgere bene il tuo lavoro?	0,694
Tipologia di sala operatoria	
Nel tuo posto di lavoro sei informato con sufficiente anticipo su decisioni importanti, cambiamenti o programmi per il futuro?	0,531
Ricevi tutte le informazioni necessarie per svolgere bene il tuo lavoro?	0,804

Turni	
Nel tuo posto di lavoro sei informato con sufficiente anticipo su decisioni importanti, cambiamenti o programmi per il futuro?	0,161
Ricevi tutte le informazioni necessarie per svolgere bene il tuo lavoro?	**0,050**
Genere	
Nel tuo posto di lavoro sei informato con sufficiente anticipo su decisioni importanti, cambiamenti o programmi per il futuro?	0,224
Ricevi tutte le informazioni necessarie per svolgere bene il tuo lavoro?	0,759
Età	
Nel tuo posto di lavoro sei informato con sufficiente anticipo su decisioni importanti, cambiamenti o programmi per il futuro?	0,405
Ricevi tutte le informazioni necessarie per svolgere bene il tuo lavoro?	0,330
"da quanto tempo lavora in sala?".	
Nel tuo posto di lavoro sei informato con sufficiente anticipo su decisioni importanti, cambiamenti o programmi per il futuro?	0,619
Ricevi tutte le informazioni necessarie per svolgere bene il tuo lavoro?	0,307
Formazione	
Nel tuo posto di lavoro sei informato con sufficiente anticipo su decisioni importanti, cambiamenti o programmi per il futuro?	0,781
Ricevi tutte le informazioni necessarie per svolgere bene il tuo lavoro?	0,607

L'associazione tra la settima dimensione del questionario, Rewards, e le domande di carattere generale non evidenzia associazioni statisticamente significative (tabella 47).

Tabella 47. Rewards e domande di carattere generale

Ruolo in sala operatoria	Valore di p
Il tuo lavoro è riconosciuto e apprezzato dalla direzione?	0,757
Sei trattato con giustizia nel tuo posto di lavoro?	0,126
Tipologia di sala operatoria	
Il tuo lavoro è riconosciuto e apprezzato dalla direzione?	0,247
Sei trattato con giustizia nel tuo posto di lavoro?	0,493
Turni	
Il tuo lavoro è riconosciuto e apprezzato dalla direzione?	0,204
Sei trattato con giustizia nel tuo posto di lavoro?	0,803
Genere	
Il tuo lavoro è riconosciuto e apprezzato dalla direzione?	0,490

Sei trattato con giustizia nel tuo posto di lavoro?	0,873
Età	
Il tuo lavoro è riconosciuto e apprezzato dalla direzione?	0,792
Sei trattato con giustizia nel tuo posto di lavoro?	0,656
"da quanto tempo lavora in sala?".	
Il tuo lavoro è riconosciuto e apprezzato dalla direzione?	0,117
Sei trattato con giustizia nel tuo posto di lavoro?	0,089
Formazione	
Il tuo lavoro è riconosciuto e apprezzato dalla direzione?	0,631
Sei trattato con giustizia nel tuo posto di lavoro?	0,855

L' associazione tra l'ottava dimensione del questionario, Role Clarity, e le domande di carattere generale evidenzia associazioni statisticamente significative per la parte inerente all'anzianità di servizio, p=0,023 per il secondo item (tabella 48).

Tabella 48. Role Clarity e domande di carattere generale

Ruolo in sala operatoria	Valore di p
Nel tuo lavoro gli obiettivi da raggiungere sono chiari?	0,454
Sai esattamente cosa ci si aspetta da te al lavoro?	0,533
Tipologia di sala operatoria	
Nel tuo lavoro gli obiettivi da raggiungere sono chiari?	0,955
Sai esattamente cosa ci si aspetta da te al lavoro?	0,402
Turni	
Nel tuo lavoro gli obiettivi da raggiungere sono chiari?	0,831
Sai esattamente cosa ci si aspetta da te al lavoro?	0,706
Genere	
Nel tuo lavoro gli obiettivi da raggiungere sono chiari?	0,618
Sai esattamente cosa ci si aspetta da te al lavoro?	0,710
Età	
Nel tuo lavoro gli obiettivi da raggiungere sono chiari?	0,641
Sai esattamente cosa ci si aspetta da te al lavoro?	0,537
"da quanto tempo lavora in sala?".	
Nel tuo lavoro gli obiettivi da raggiungere sono chiari?	0,415
Sai esattamente cosa ci si aspetta da te al lavoro?	**0,023**
Formazione	
Nel tuo lavoro gli obiettivi da raggiungere sono chiari?	0,458
Sai esattamente cosa ci si aspetta da te al lavoro?	0,442

L'associazione tra la nona dimensione del questionario, Quality of Leadership, e le domande di carattere generale non evidenzia associazioni statisticamente significative (tabella 49).

Tabella 49. Quality of Leadership e domande di carattere generale

Ruolo in sala operatoria	Valore di p
Pensi che per il tuo diretto superiore sia importante la soddisfazione delle persone che lavorano con lui?	0,920
Pensi che il tuo diretto superiore sia bravo a programmare il lavoro?	0,809
Tipologia di sala operatoria	
Pensi che per il tuo diretto superiore sia importante la soddisfazione delle persone che lavorano con lui?	0,239
Pensi che il tuo diretto superiore sia bravo a programmare il lavoro?	0,583
Turni	
Pensi che per il tuo diretto superiore sia importante la soddisfazione delle persone che lavorano con lui?	0,106
Pensi che il tuo diretto superiore sia bravo a programmare il lavoro?	0,318
Genere	
Pensi che per il tuo diretto superiore sia importante la soddisfazione delle persone che lavorano con lui?	0,325
Pensi che il tuo diretto superiore sia bravo a programmare il lavoro?	0,968
Età	
Pensi che per il tuo diretto superiore sia importante la soddisfazione delle persone che lavorano con lui?	0,371
Pensi che il tuo diretto superiore sia bravo a programmare il lavoro?	0,715
"da quanto tempo lavora in sala?".	
Pensi che per il tuo diretto superiore sia importante la soddisfazione delle persone che lavorano con lui?	0,285
Pensi che il tuo diretto superiore sia bravo a programmare il lavoro?	0,763
Formazione	
Pensi che per il tuo diretto superiore sia importante la soddisfazione delle persone che lavorano con lui?	0,765
Pensi che il tuo diretto superiore sia bravo a programmare il lavoro?	0,574

L'associazione tra la decima dimensione del questionario, Supervisor's Support, e le domande di carattere generale non evidenzia associazioni statisticamente significative (tabella 50).

Tabella 50. Supervisor's Support e domande di carattere generale

Ruolo in sala operatoria	Valore di p
Quanto spesso il tuo diretto superiore è disponibile ad ascoltare i tuoi problemi sul lavoro?	0,719
Quanto spesso ricevi aiuto e supporto dal tuo diretto superiore?	0,279
Tipologia di sala operatoria	
Quanto spesso il tuo diretto superiore è disponibile ad ascoltare i tuoi problemi sul lavoro?	0,933
Quanto spesso ricevi aiuto e supporto dal tuo diretto superiore?	0,678
Turni	
Quanto spesso il tuo diretto superiore è disponibile ad ascoltare i tuoi problemi sul lavoro?	0,793
Quanto spesso ricevi aiuto e supporto dal tuo diretto superiore?	0,610
Genere	
Quanto spesso il tuo diretto superiore è disponibile ad ascoltare i tuoi problemi sul lavoro?	0,891
Quanto spesso ricevi aiuto e supporto dal tuo diretto superiore?	0,549
Età	
Quanto spesso il tuo diretto superiore è disponibile ad ascoltare i tuoi problemi sul lavoro?	0,950
Quanto spesso ricevi aiuto e supporto dal tuo diretto superiore?	0,849
"da quanto tempo lavora in sala?".	
Quanto spesso il tuo diretto superiore è disponibile ad ascoltare i tuoi problemi sul lavoro?	0,461
Quanto spesso ricevi aiuto e supporto dal tuo diretto superiore?	0,487
Formazione	
Quanto spesso il tuo diretto superiore è disponibile ad ascoltare i tuoi problemi sul lavoro?	0,993
Quanto spesso ricevi aiuto e supporto dal tuo diretto superiore?	0,645

L'associazione tra l'undicesima dimensione del questionario, Job Satisfaction, e le domande di carattere generale non evidenzia associazioni statisticamente significative (tabella 51).

Tabella 51. Job Satisfaction e domande di carattere generale

Ruolo in sala operatoria	Valore di p
Considerando tutto, quanto sei soddisfatto del tuo lavoro?	0,934
Tipologia di sala operatoria	
Considerando tutto, quanto sei soddisfatto del tuo lavoro?	0,483
Turni	
Considerando tutto, quanto sei soddisfatto del tuo lavoro?	0,597
Genere	

Considerando tutto, quanto sei soddisfatto del tuo lavoro?	0,093
Età	
Considerando tutto, quanto sei soddisfatto del tuo lavoro?	0,321
"da quanto tempo lavora in sala?".	
Considerando tutto, quanto sei soddisfatto del tuo lavoro?	0,363
Formazione	
Considerando tutto, quanto sei soddisfatto del tuo lavoro?	0,171

L' associazione tra la dodicesima dimensione del questionario, Work Family Conflict, e le domande di carattere generale evidenzia associazioni statisticamente significative per la parte inerente il ruolo in sala operatoria, p= 0,025 per il primo item e p= <.001 per il secondo item, per la parte inerente il genere, p= 0,011 per il primo item , per la parte inerente l'anzianità di servizio, p= 0,040 per il secondo item e per la parte inerente la formazione, p= 0,007 per il secondo item (tabella 52).

Tabella 52. Work Family Conflict e domande di carattere generale

Ruolo in sala operatoria	Valore di p
Pensi che il tuo lavoro ti tolga così tanta energia da influire negativamente sulla tua vita privata?	**0,025**
Pensi che il tuo lavoro ti tolga così tanto tempo da influire negativamente sulla tua vita privata?	**<.001**
Tipologia di sala operatoria	
Pensi che il tuo lavoro ti tolga così tanta energia da influire negativamente sulla tua vita privata?	0,260
Pensi che il tuo lavoro ti tolga così tanto tempo da influire negativamente sulla tua vita privata?	0,456
Turni	
Pensi che il tuo lavoro ti tolga così tanta energia da influire negativamente sulla tua vita privata?	0,593
Pensi che il tuo lavoro ti tolga così tanto tempo da influire negativamente sulla tua vita privata?	0,067
Genere	
Pensi che il tuo lavoro ti tolga così tanta energia da influire negativamente sulla tua vita privata?	**0,011**
Pensi che il tuo lavoro ti tolga così tanto tempo da influire negativamente sulla tua vita privata?	0,291
Età	
Pensi che il tuo lavoro ti tolga così tanta energia da influire negativamente sulla tua vita privata?	0,852
Pensi che il tuo lavoro ti tolga così tanto tempo da influire negativamente sulla tua vita privata?	0,797
"da quanto tempo lavora in sala?".	

Pensi che il tuo lavoro ti tolga così tanta energia da influire negativamente sulla tua vita privata?	0,486
Pensi che il tuo lavoro ti tolga così tanto tempo da influire negativamente sulla tua vita privata?	**0,040**
Formazione	
Pensi che il tuo lavoro ti tolga così tanta energia da influire negativamente sulla tua vita privata?	0,398
Pensi che il tuo lavoro ti tolga così tanto tempo da influire negativamente sulla tua vita privata?	**0,007**

L'associazione tra la tredicesima dimensione del questionario, Trust, e le domande di carattere generale evidenzia associazioni statisticamente significative per la parte inerente i turni, p= 0,050 per il secondo item e per la parte inerente l'anzianità di servizio, p= 0,021 per il secondo item (tabella 53).

Tabella 53. Trust e domande di carattere generale

Ruolo in sala operatoria	Valore di p
Tu hai fiducia nelle informazioni che arrivano dalla direzione aziendale?	0,531
La direzione aziendale si fida di come lavorano i suoi dipendenti?	0,065
Tipologia di sala operatoria	
Tu hai fiducia nelle informazioni che arrivano dalla direzione aziendale?	0,093
La direzione aziendale si fida di come lavorano i suoi dipendenti?	0,559
Turni	
Tu hai fiducia nelle informazioni che arrivano dalla direzione aziendale?	0,407
La direzione aziendale si fida di come lavorano i suoi dipendenti?	**0,050**
Genere	
Tu hai fiducia nelle informazioni che arrivano dalla direzione aziendale?	0,856
La direzione aziendale si fida di come lavorano i suoi dipendenti?	0,127
Età	
Tu hai fiducia nelle informazioni che arrivano dalla direzione aziendale?	0,227
La direzione aziendale si fida di come lavorano i suoi dipendenti?	0,874
"da quanto tempo lavora in sala?".	
Tu hai fiducia nelle informazioni che arrivano dalla direzione aziendale?	0,287
La direzione aziendale si fida di come lavorano i suoi dipendenti?	**0,021**
Formazione	

Tu hai fiducia nelle informazioni che arrivano dalla direzione aziendale?	0,246
La direzione aziendale si fida di come lavorano i suoi dipendenti?	0,570

L' associazione tra la quattordicesima dimensione del questionario, Justice, e le domande di carattere generale evidenzia associazioni statisticamente significative per la parte inerente alla formazione, p= 0,046 per il secondo item (tabella 54).

Tabella 54. Justice e domande di carattere generale

Ruolo in sala operatoria	Valore di p
I conflitti sono risolti con giustizia?	0,669
Il lavoro è distribuito equamente?	0,071
Tipologia di sala operatoria	
I conflitti sono risolti con giustizia?	0,243
Il lavoro è distribuito equamente?	0,802
Turni	
I conflitti sono risolti con giustizia?	0,269
Il lavoro è distribuito equamente?	0,802
Genere	
I conflitti sono risolti con giustizia?	0,218
Il lavoro è distribuito equamente?	0,804
Età	
I conflitti sono risolti con giustizia?	0,404
Il lavoro è distribuito equamente?	0,294
"da quanto tempo lavora in sala?".	
I conflitti sono risolti con giustizia?	0,778
Il lavoro è distribuito equamente?	0,965
Formazione	
I conflitti sono risolti con giustizia?	0,861
Il lavoro è distribuito equamente?	**0,046**

L' associazione tra la quindicesima dimensione del questionario, Self Rated Health, e le domande di carattere generale non evidenzia associazioni statisticamente significative (tabella 55).

Tabella 55. Self Rated Health e domande di carattere generale

Ruolo in sala operatoria	Valore di p
Come va in generale la tua salute?	0,061
Tipologia di sala operatoria	
Come va in generale la tua salute?	0,884
Turni	
Come va in generale la tua salute?	0,807
Genere	
Come va in generale la tua salute?	0,055
Età	
Come va in generale la tua salute?	0,481
"da quanto tempo lavora in sala?".	
Come va in generale la tua salute?	0,414
Formazione	
Come va in generale la tua salute?	0,338

L' associazione tra la sedicesima dimensione del questionario, Burnout, e le domande di carattere generale non evidenzia associazioni statisticamente significative (tabella 56).

Tabella 56. Burnout e domande di carattere generale

Ruolo in sala operatoria	Valore di p
Nelle ultime quattro settimane, quanto spesso ti sei sentito sfinito?	0,113
Nelle ultime quattro settimane, quanto spesso ti sei sentito esausto emotivamente?	0,920
Tipologia di sala operatoria	
Nelle ultime quattro settimane, quanto spesso ti sei sentito sfinito?	0,624
Nelle ultime quattro settimane, quanto spesso ti sei sentito esausto emotivamente?	0,374
Turni	
Nelle ultime quattro settimane, quanto spesso ti sei sentito sfinito?	0,785
Nelle ultime quattro settimane, quanto spesso ti sei sentito esausto emotivamente?	0,921
Genere	
Nelle ultime quattro settimane, quanto spesso ti sei sentito sfinito?	0,346
Nelle ultime quattro settimane, quanto spesso ti sei sentito esausto emotivamente?	0,360
Età	
Nelle ultime quattro settimane, quanto spesso ti sei sentito sfinito?	0,112
Nelle ultime quattro settimane, quanto spesso ti sei sentito esausto emotivamente?	0,072
"da quanto tempo lavora in sala?".	

Nelle ultime quattro settimane, quanto spesso ti sei sentito sfinito?	0,462
Nelle ultime quattro settimane, quanto spesso ti sei sentito esausto emotivamente?	0,591
Formazione	
Nelle ultime quattro settimane, quanto spesso ti sei sentito sfinito?	0,595
Nelle ultime quattro settimane, quanto spesso ti sei sentito esausto emotivamente?	0,395

Discussione

L'obiettivo della tesi era misurare i rischi psicosociali tra gli infermieri di sala operatoria. A questo scopo si è somministrato il COSPOQ II short validato in italiano, ad un gruppo di Infermieri delle sale operatorie di un grande Ospedale di Milano. Il gruppo infermieristico nella quasi totalità svolge attività in situazioni di emergenza, urgenza ed elezione, mentre nella maggioranza lavora con turni articolati di mattina, pomeriggio e con le reperibilità, è rappresentato dal genere femminile e presenta una consolidata esperienza lavorativa in sala operatoria da dieci anni e oltre.

I risultati dei punteggi totali dei questionari compilati dagli infermieri del campione tracciano un quadro in cui solo una piccola parte degli infermieri si trova in una condizione di maggior rischio psicosociale (16 %), mentre per il 20 % tale rischio risulta non percepito e per il 64 %, invece, mediamente percepito. Il dato della scarsa percezione del rischio psicosociale risulta confermato anche da un altro studio italiano, ma per gli infermieri dell'assistenza domiciliare che operano, quindi, in un contesto lavorativo molto diverso da quello di sala operatoria (Bagnasco et al., 2023).

Molta cautela nell'interpretazione dei risultati è necessaria, però, in relazione ad alcune singole dimensioni del questionario, per una definizione più focalizzata del tipo di rischio psicosociale percepito, ai fini di una loro utilità per le organizzazioni sanitarie ad evitare esiti negativi per il personale.

Tra le sedici dimensioni quella del Work Pace è l'unica per la quale è stata evidenziata la presenza di rischio psicosociale in entrambi gli item. Questa dimensione riguarda i ritmi di lavoro a cui gli infermieri sono sottoposti, rischio già evidenziato in un altro studio tedesco che ha utilizzato il COPSOQ II definendolo per gli alti valori registrati un aspetto piuttosto tipico della professione infermieristica (Wagner et al., 2020).

In questa dimensione, nel primo item e anche nel secondo vi è un sostanziale consenso da parte degli infermieri (M= 3, IQR= 1; M= 3, IQR= 1,25) nel riconoscere di lavorare ad un ritmo elevato, infatti il 54,25 % dichiara di farlo "spesso" e il 33,3 % "sempre" (per un totale dell'87,5 %), ma non solo, gli infermieri ritengono anche di lavorare ad un ritmo elevato per tutto l'orario di servizio, il 39,6 % dichiara "spesso" e il 25 % "sempre" (per un totale del 64,6 %). La media complessiva dei punteggi registrati nel campione dei due item è 6,08, con un range di rischio 6-8, conferma un possibile rischio psicosociale per la dimensione.

A differenza della dimensione Work Pace, nelle dimensioni Predictability, Rewards, Quality of Leadership, Work-family conflict e Trust, uno solo dei due item ha trovato una sostanziale convergenza delle opinioni degli infermieri come percezione di rischio psicosociale, ma il punteggio medio totale del campione nella singola dimensione non risulta incluso nel relativo range di rischio.

Nella dimensione Predictability, (M= 1, IQR = 1). che indaga il grado di informazioni che si ricevono, il 27,1 % degli infermieri risponde di essere "quasi mai" informato con sufficiente anticipo su decisioni importanti, cambiamenti o programmi per il futuro "e il 33,3 % risponde "raramente". Quindi, la mancanza di informazioni ricevute può essere un possibile rischio psicosociale, ma la media complessiva dei punteggi dei due item della dimensione Predictability è 3,5, con un range 0-2 di rischio, non conferma la dimensione come un possibile rischio psicosociale.

La dimensione Rewards, (M= 1, IQR = 2), sul grado di apprezzamento da parte della direzione del lavoro svolto dagli infermieri nel primo item il 29,2 % dichiara che il proprio lavoro è riconosciuto dalla direzione "pochissimo" e il 43,8 % "poco" per un totale complessivo del 73 % degli infermieri. Anche in questa dimensione però, essendo la media complessiva dei punteggi dei due item della dimensione 2,68, con un range di rischio 0-2, non conferma un possibile rischio psicosociale.

La dimensione quality of leadership (M=1,5; IQR=2) che riguarda il rapporto con il proprio diretto superiore, il 50 % degli infermieri dichiara che per il diretto superiore sia "poco" importante la soddisfazione delle persone che lavorano con lui, il 20,8 % "pochissimo" e il 29,2 % "poco". La media complessiva dei punteggi dei due item della dimensione quality of leadership che è 3,64, però con un range di rischio 0-2, non conferma un possibile rischio psicosociale.

L'interferenza del lavoro con la vita privata è un altro possibile rischio. Nella dimensione Work Family Conflict (M=2, IQR=1) il 64,6 % dichiara che il lavoro influisce negativamente sulla vita privata perché toglie tanto tempo, per il 52,1 % "abbastanza" e per il 12,5 "sicuramente". La media complessiva dei punteggi dei due item della dimensione Work Family Conflict è 3,33, con il range di rischio 4-6, non conferma un possibile rischio psicosociale nella dimensione.

Alla dimensione Trust (M=1, IQR =1) il 10,4 % dichiara di fidarsi "pochissimo" e il 56,3 % "poco", per un totale quindi del 66,7 % degli infermieri che non hanno fiducia nelle informazioni che arrivano dalla direzione aziendale. La media complessiva dei punteggi dei due item della dimensione trust è 2,72, con un range di rischio 0-2, non conferma un possibile rischio psicosociale nella dimensione.

Non si può non osservare, in relazione alla struttura e alle finalità di misurazione del COPSOQ, che gli item dei cinque domini, mostrando l'esposizione degli infermieri delle sale operatorie oggetto di studio a specifici fattori di rischio psicosociale, dovrebbero essere presi in considerazione per intervenire opportunamente sul miglioramento delle condizioni psicosociali in cui stanno lavorando. La necessità di interventi migliorativi partendo da questi fattori sembra importante, anche in considerazione del basso grado di soddisfazione medio rilevato (m=1,91), in quanto di poco superiore al range di rischio (0-1).

I risultati ci restituiscono, inoltre, un insieme di associazioni significative con le caratteristiche del gruppo infermieristico oggetto di studio. La dimensione più rappresentata per associazioni significative è la Work Family Conflict. In particolare, questa dimensione, sull'interferenza del lavoro con la vita privata si associa a infermieri donna (P=0,011), a chi in sala operatoria lavora come figura unica infermieristica (P=0,025 e P=<.001) e a chi ha oltre i 10 anni di anzianità (P=0,04). Oltre all'associazione con il Work Family Conflict, il genere femminile si associa alle Emotional Demands (P=0,025). Questi risultati sembrano trovare riscontro nello studio di Zurlo (2020), in cui si afferma che le infermiere percepiscono livelli significativamente più elevati di conflitto lavoro-famiglia, ansia, depressione e somatizzazione. La dimensione Emotional Demands ha un'associazione significativa con le sale che lavorano in urgenza-emergenza (P=0,011). Altra associazione significativa è quella della dimensione Trust, ovvero la fiducia nelle informazioni che arrivano dalla direzione aziendale, con l'anzianità di servizio (P=0,021) e la turnistica mattino, pomeriggio e reperibilità (P=0,05).

Limiti dello studio

Il principale limite dello studio è la scarsa adesione degli infermieri (48 su circa 200), non può essere rappresentativa degli infermieri di sala operatoria. La modalità di reclutamento degli infermieri attraverso la richiesta ai coordinatori di sala operatoria di pubblicizzare e sensibilizzare gli infermieri alla compilazione del questionario, l'ampliamento del periodo di raccolta dati e i solleciti inviati, si sono rivelati non sufficiente ad ottenere una maggiore adesione.

Trattandosi di dati riportati dagli intervistati, questi potrebbero essere soggetti alla percezione soggettiva da parte dei partecipanti.

Implicazioni per la pratica

Sarebbe auspicabile da parte delle organizzazioni sanitarie, effettuare degli interventi migliorativi, al fine di prevenire i rischi psicosociali. Pertanto, bisogna intraprendere azioni per affrontare queste condizioni psicosociali. Si raccomanda che la ricerca futura affronti il ruolo dei manager infermieristici nella gestione dei fattori psicosociali. L'identificazione dei fattori psicosociali coinvolti nel lavoro infermieristico riduce lo stress lavorativo.

Le elevate esigenze di lavoro cognitivo, emotivo e ritmo di lavoro sono state identificate nella routine infermieristica e il supporto della direzione ha avuto un impatto positivo (Pousa P., et al, 2021).

Potrebbe essere utile una validazione dell'ultima versione del COSPOQ III direttamente nell'ambito sanitario italiano, per avere uno strumento più completo.

Conclusioni

Confrontando lo scopo del COSPOQ II short che è stato creato per essere facilmente usato in tutte i luoghi di lavoro e gli elementi del quadro complessivo che si è ottenuto in questo studio sul rischio psicosociale attraverso la sua somministrazione, non si può che rilevare la sua utilità nel monitorare un insieme di variabili che possono effettivamente creare delle difficoltà al singolo infermiere o al gruppo infermieristico. Questo risulta particolarmente importante considerato che le difficoltà affrontate dai professionisti infermieri nell'ambiente di lavoro causano sofferenza sul lavoro e ostacolano l'efficacia e, di conseguenza, la qualità dell'assistenza infermieristica (Sousa Y.G., et al, 2021).

Il numero esiguo di risposte al questionario non consente di generalizzare i risultati all'intera popolazione infermieristica di sala operatoria studiata. La valutazione del rischio rimane moderatamente percepita per la maggior parte del campione (64 %) e solo per una piccola parte il rischio è presente. Un aspetto messo in evidenza, confermato anche dalla letteratura, sono i ritmi di lavoro elevati, aspetto piuttosto tipico della professione infermieristica. Sarebbe auspicabile effettuare nuovi studi con un campione più ampio che sia rappresentativo.

Misurare la condizione di criticità psicosociale dal personale infermieristico in sala operatoria può essere essenziale per le organizzazioni sanitarie per poter garantire esiti migliori per il paziente ed evitare esiti negativi per il personale. Studi precedenti hanno descritto come un clima psicosociale sicuro può essere correlato a una miglior soddisfazione lavorativa (Bagnasco A., et al., 2023).

Bibliografia

1. *Bagnasco A., Alvaro R., Lancia L., et al., 2023.* Studio osservazionale dell'assistenza infermieristica domiciliare in Italia-Aidomus-it: condizione lavorativa, cure mancate e le esperienze degli assistiti. L'Infermiere 2023, 60:4, e190– e208 - DOI: 10.57659/SSI.2023.016
2. *Burr H., Berthelsen H., Moncada S., et al., 2019.* International COPSOQ Network. The Third Version of the Copenhagen Psychosocial Questionnaire. Saf Health Work. 2019 Dec;10(4):482-503. doi: 10.1016/j.shaw.2019.10.002. Epub 2019 Nov 6. PMID: 31890332; PMCID: PMC6933167.
3. *Çelikkalp Ü., Sayilan A.A., 2021.* Qualitative determination of occupational risks among operating room nurses. Australian Journal of Advanced Nursing 38(1).
4. *COPSOQ - network.org, 2020.* Licence, Guidelines & e Questionnarie (online). Consultato il 13 settembre 2023. Disponibile da: https://www.copsoq-network.org/
5. *COPSOQ II, 2007.* The scales of the SHORT COPSOQ II questionnaire.
6. *Elfering A., Grebner S., Leitner M., et al., 2017.* Quantitative work demands, emotional demands, and cognitive stress symptoms in surgery nurses. Psychol Health Med. 2017 Jun;22(5):604-610. doi: 10.1080/13548506.2016.1200731. Epub 2016 Jun 21. PMID: 27326467.
7. *Gu M., Kim Y.S., Sok S., 2022.* Factors Influencing Turnover Intention Among Operating Room Nurses in South Korea. The Journal of Nursing Research ▪ VOL. 30, NO. 1, FEBRUARY 2022.
8. *Lee E.Y., Kim K.J., Ko S., et al., 2022.* Communication competence and resilience are modifiable factors for burnout of operating room nurses in South Korea. BMC Nurs **21**, 203 (2022).
9. *Li N., Zhang L., Li X., et al., 2021.* The influence of operating room nurses' job stress on burnout and organizational commitment: The moderating effect of over-commitment. J Adv Nurs. 2021 Apr;77(4):1772-1782. doi: 10.1111/jan.14725. Epub 2020 Dec 10. PMID: 33305491.
10. *Peter K.A., Golz C., Bürgin R.A. et al., 2022.* Assessing the psychosocial work environment in the health care setting: translation and psychometric testing of the French and Italian Copenhagen Psychosocial Questionnaires (COPSOQ) in a large sample of health professionals in Switzerland. BMC Health Serv Res 22, 608 (2022).

11. *Pousa P.C.P., Lucca S.R., 2021*. Psychosocial factors in nursing work and occupational risks: a systematic review. Rev Bras Enferm. 2021 Jan 20;74(suppl 3):e20200198. English, Portuguese. doi: 10.1590/0034-7167-2020-0198. PMID: 33503207.
12. *Setti I., D'Errico A., Di Cuonzo D., et al., 2017*. Validation and psychometric properties of the italian copenhagen psychosocial questionnaire II-short version. BPA Applied Psychology Bulletin.
13. *Sousa Y.G., Oliveira J.S.A., Chaves A.E.P., et al., 2021*. Psychic burden development related to nursing work in Psychosocial Care Centers. Rev Bras Enferm. 2021 Jan 20;74(suppl 3):e20200114. English, Portuguese. doi: 10.1590/0034-7167-2020-0114. PMID: 33503206.
14. *Teymoori E., Zareiyan A., Babajani-Vafsi S., et al., 2022*. Viewpoint of operating room nurses about factors associated with the occupational burnout: A qualitative study. Front Psychol. 2022 Aug 11;13:947189. doi: 10.3389/fpsyg.2022.947189. PMID: 36033007; PMCID: PMC9403988.
15. *Wagner A., Nübling M., Hammer A., et al., 2020*. WorkSafeMed Consortium. Comparing perceived psychosocial working conditions of nurses and physicians in two university hospitals in Germany with other German professionals - feasibility of scale conversion between two versions of the German Copenhagen Psychosocial Questionnaire (COPSOQ). J Occup Med Toxicol. 2020 Aug 20;15:26. doi: 10.1186/s12995-020-00277-w. PMID: 32843890; PMCID: PMC7439506.
16. *Wang J., Mao F., Wu L., et al., 2021*. Work-related potential traumatic events and job burnout among operating room nurses: Independent effect, cumulative risk, and latent class approaches. J Adv Nurs. 2022 Jul;78(7):2042-2054. doi: 10.1111/jan.15114. Epub 2021 Nov 30. PMID: 34850448.
17. *Zito M., 2021*. I rischi psicosociali nelle professioni sanitarie durante (e dopo) la pandemia da COVID-19. LLC labour law community.
18. *Zurlo M.C., Vallone F., Smith A.P., 2020*. Work-family conflict and psychophysical health conditions of nurses: Gender differences and moderating variables. Jpn J Nurs Sci. 2020 Jul;17(3):e12324. doi: 10.1111/jjns.12324. Epub 2020 Jan 12. PMID: 31930657.

Allegato 1.

QUESTIONARIO COPSOQ VERSIONE ITALIANA

QUANTITATIVE DEMANDS

1A. Ti capita di rimanere indietro con il lavoro?

- sempre ❒ 4
- spesso ❒ 3
- qualche volta ❒ 2
- raramente ❒ 1
- quasi mai o mai ❒ 0

1B. Hai abbastanza tempo per svolgere tutti i compiti che ti sono assegnati?

- sempre ❒ 0
- spesso ❒ 1
- qualche volta ❒ 2
- raramente ❒ 3
- quasi mai o mai ❒ 4

WORK PACE

2A. Nel tuo lavoro è necessario lavorare ad un ritmo elevato?

- sempre ❒ 4
- spesso ❒ 3
- qualche volta ❒ 2
- raramente ❒ 1
- quasi mai o mai ❒ 0

2B. Devi lavorare ad un ritmo elevato per tutto l'orario di lavoro?

- sempre ❒ 4
- spesso ❒ 3
- qualche volta ❒ 2
- raramente ❒ 1
- quasi mai o mai ❒ 0

EMOTIONAL DEMANDS

3A. Il tuo lavoro ti mette in situazioni che ti coinvolgono emotivamente?

- sempre ❒ 4
- spesso ❒ 3
- qualche volta ❒ 2
- raramente ❒ 1
- quasi mai o mai ❒ 0

3B. Devi avere a che fare con i problemi personali di altre persone come parte del tuo lavoro?

- sempre ❒ 4
- spesso ❒ 3
- qualche volta ❒ 2
- raramente ❒ 1
- quasi mai o mai ❒ 0

DECISION AUTHORITY

4A. Puoi decidere liberamente come svolgere il tuo lavoro?

- sempre ❒ 4
- spesso ❒ 3

- qualche volta ❒ 2
- raramente ❒ 1
- quasi mai o mai ❒ 0

4B. Puoi dire la tua opinione sulla quantità di lavoro che ti viene assegnato?

- sempre ❒ 4
- spesso ❒ 3
- qualche volta ❒ 2
- raramente ❒ 1
- quasi mai o mai ❒ 0

SKILL DISCRETION

5A. Nel tuo lavoro hai la possibilità di imparare cose nuove?

- sempre ❒ 4
- spesso ❒ 3
- qualche volta ❒ 2
- raramente ❒ 1
- quasi mai o mai ❒ 0

5B. Nel tuo lavoro ti è richiesto di prendere iniziative?

- sempre ❒ 4
- spesso ❒ 3
- qualche volta ❒ 2
- raramente ❒ 1
- quasi mai o mai ❒ 0

PREDICTABILITY

6A. Nel tuo posto di lavoro sei informato con sufficiente anticipo su decisioni importanti, cambiamenti o programmi per il futuro?

- sempre ❒ 4
- spesso ❒ 3
- qualche volta ❒ 2
- raramente ❒ 1
- quasi mai o mai ❒ 0

6B. Ricevi tutte le informazioni necessarie per svolgere bene il tuo lavoro?

- sempre ❒ 4
- spesso ❒ 3
- qualche volta ❒ 2
- raramente ❒ 1
- quasi mai o mai ❒ 0

REWARDS

7A. Il tuo lavoro è riconosciuto e apprezzato dalla direzione?

- Moltissimo ❒ 4
- molto ❒ 3
- abbastanza ❒ 2
- poco ❒ 1
- pochissimo ❒ 0

7B. Sei trattato con giustizia nel tuo posto di lavoro?

- moltissimo ❒ 4
- molto ❒ 3

- abbastanza ❒ 2
- poco ❒ 1
- pochissimo ❒ 0

ROLE CLARITY

8A. Nel tuo lavoro gli obiettivi da raggiungere sono chiari?

- moltissimo ❒ 4
- molto ❒ 3
- abbastanza ❒ 2
- poco ❒ 1
- pochissimo ❒ 0

8B. Sai esattamente cosa ci si aspetta da te al lavoro?

- perfettamente ❒ 4
- molto ❒ 3
- abbastanza ❒ 2
- poco ❒ 1
- pochissimo ❒ 0

QUALITY OF LEADERSHIP

9A. Pensi che per il tuo diretto superiore sia importante la soddisfazione delle persone che lavorano con lui?

- moltissimo ❒ 4
- molto ❒ 3
- abbastanza ❒ 2
- poco ❒ 1
- pochissimo ❒ 0

9B. Pensi che il tuo diretto superiore sia bravo a programmare il lavoro?

- moltissimo ❒ 4
- molto ❒ 3
- abbastanza ❒ 2
- poco ❒ 1
- pochissimo ❒ 0

SUPERVISOR'S SUPPORT

10A. Quanto spesso il tuo diretto superiore è disponibile ad ascoltare i tuoi problemi sul lavoro?

- sempre ❒ 4
- spesso ❒ 3
- qualche volta ❒ 2
- raramente ❒ 1
- quasi mai o mai ❒ 0

10B. Quanto spesso ricevi aiuto e supporto dal tuo diretto superiore?

- sempre ❒ 4
- spesso ❒ 3
- qualche volta ❒ 2
- raramente ❒ 1
- quasi mai o mai ❒ 0

JOB SATISFACTION

11. Considerando tutto, quanto sei soddisfatto del tuo lavoro?

- molto soddisfatto ❒ 3
- soddisfatto ❒ 2

- insoddisfatto ❒ 1
- molto insoddisfatto ❒ 0

WORK-FAMILY CONFLICT

Le prossime due domande riguardano i modi in cui il tuo lavoro interferisce con la tua vita privata.

12A. Pensi che il tuo lavoro ti tolga così tanta energia da influire negativamente sulla tua vita privata?

- sicuramente sì ❒ 3
- sì, abbastanza ❒ 2
- sì, ma molto poco ❒ 1
- no, per niente ❒ 0

12B. Pensi che il tuo lavoro ti tolga così tanto tempo da influire negativamente sulla tua vita privata?

- sicuramente sì ❒ 3
- sì, abbastanza ❒ 2
- sì, ma molto poco ❒ 1
- no, per niente ❒ 0

TRUST

Le prossime quattro domande non riguardano direttamente il tuo lavoro, ma l'intera azienda per cui lavori.

13A. Tu hai fiducia nelle informazioni che arrivano dalla direzione aziendale?

- moltissimo ❒ 4
- molto ❒ 3
- abbastanza ❒ 2

- poco ❒ 1
- pochissimo ❒ 0

13B. La direzione aziendale si fida di come lavorano i suoi dipendenti?

- moltissimo ❒ 4
- molto ❒ 3
- abbastanza ❒ 2
- poco ❒ 1
- pochissimo ❒ 0

JUSTICE

14A. I conflitti sono risolti con giustizia?

- sempre ❒ 4
- spesso ❒ 3
- qualche volta ❒ 2
- raramente ❒ 1
- quasi mai o mai ❒ 0

14B. Il lavoro è distribuito equamente?

- sempre ❒ 4
- spesso ❒ 3
- qualche volta ❒ 2
- raramente ❒ 1
- quasi mai o mai ❒ 0

SELF-RATED HEALTH

15. Come va in generale la tua salute?

- molto male ❐ 0
- male ❐ 1
- discretamente ❐ 2
- bene ❐ 3
- molto bene ❐ 4

BURNOUT

16A. Nelle ultime 4 settimane, quanto spesso ti sei sentito sfinito?

- sempre ❐ 4
- spesso ❐ 3
- qualche volta ❐ 2
- raramente ❐ 1
- quasi mai o mai ❐ 0

16B. Nelle ultime 4 settimane, quanto spesso ti sei sentito esausto emotivamente?

- sempre ❐ 4
- spesso ❐ 3
- qualche volta ❐ 2
- raramente ❐ 1
- quasi mai o mai ❐ 0

Allegato 2.

Punteggi rischio.

Item	sempre	spesso	Molto male	Male	Quasi mai o mai	Raramente	Pochissimo	Poco	Sicuramente	Si, abbastanza	Molto insoddisfatto	Insoddisfatto	T
1a	4	3											
1b					4	3							
2a	4	3											
2b	4	3											
3a	4	3											
3b	4	3											
4a					0	1							
4b					0	1							
5a					0	1							
5b					0	1							
6a					0	1							
6b					0	1							
7a							0	1					
7b							0	1					
8a							0	1					
8b							0	1					
9a							0	1					
9b							0	1					
10a					0	1							
10b					0	1							

11											**0**	**1**	
12a									**3**	**2**			
12b									**3**	**2**			
13a							**0**	**1**					
13b							**0**	**1**					
14a					**0**	**1**							
14b					**0**	**1**							
15			**0**	**1**									
16a	**4**	**3**											
16b	**4**	**3**											
Tot.	**28**		**0**		**4**		**0**		**6**		**0**		**38**
		21		**1**		**13**		**8**		**4**		**1**	**48**

Rischio presente se valore compreso nel range 38-48.

Punteggi rischio non presente.

Item	sempre	spesso	Molto bene	Bene	Quasi mai o mai	Raramente	No, per niente	Si, ma molto Poco	Moltissimo	Molto	Molto soddisfatto	Soddisfatto	T
1a					**0**	**1**							
1b	**0**	**1**											
2a					**0**	**1**							
2b					**0**	**1**							
3a					**0**	**1**							

3b					0	1							
4a	4	3											
4b	4	3											
5a	4	3											
5b	4	3											
6a	4	3											
6b	4	3											
7a									4	3			
7b									4	3			
8a									4	3			
8b									4	3			
9a									4	3			
9b									4	3			
10a	4	3											
10b	4	3											
11											3	2	
12a							0	1					
12b							0	1					
13a									4	3			
13b									4	3			
14a	4	3											
14b	4	3											

15			4	3									
16a					0	1							
16b					0	1							
T	40		4		0		0		32		3		79
		31		3		7		2		24		2	69

Rischio non presente se valore compreso nel range 69-79

Punteggio totale dimensioni COPSOQ per ogni infermiere

	Punteggio totale	Range 38-48 Rischio alto	Range 49-68 Rischio medio	Range 69-79 Rischio assente
1	53		X	
2	79			X
3	94			
4	60		X	
5	57		X	
6	60		X	
7	79			X
8	68		X	
9	48	X		
10	52		X	
11	51		X	
12	62		X	
13	43	X		
14	57		X	
15	54		X	
16	79			X
17	62		X	
18	63		X	
19	72			X
20	45	X		
21	27			
22	43	X		
23	50		X	
24	59		X	
25	48	X		
26	49		X	
27	55		X	
28	34			
29	70			X
30	69			X
31	65		X	
32	68		X	
33	58		X	
34	51		X	
35	35			
36	56		X	
37	68		X	
38	51		X	
39	59		X	

40	54		X	
41	73			X
42	77			X
43	60		X	
44	56		X	
45	59		X	
46	63		X	
47	57		X	
48	68		X	

Allegato 3.

Presentazione agli infermieri dello scopo della tesi e dei contenuti e delle modalità di compilazione del questionario COPSOQ II short.

Gentili colleghi,

sono Fortunato Durante, studente laureando del corso di laurea magistrale in Scienze Infermieristiche e Ostetriche e lavoro in sala operatoria dal 2015. Lo scopo della mia tesi è di analizzare quanto i fattori psicosociali incidono sugli infermieri di sala operatoria, somministrando il Copenhagen Psychosocial Questionnaire II nella sua versione breve (COPSOQ II short), validato in italiano. Il COPSOQ tra gli strumenti di valutazione del rischio psicosociale dello stress in ambiente di lavoro, è unico, poiché da informazioni utili a valutare le necessità di intervento e per aiutare il processo decisionale sulle misure preventive a livello di luogo di lavoro. Ad oggi COPSOQ è disponibile in più di 25 lingue. Chiedo a voi colleghi di dare il vostro contributo per la realizzazione della mia tesi compilando il questionario di seguito riportato, rispondendo a ciascuna delle trenta domande utilizzando la scala Likert accanto riportata. Inoltre, vi comunico che il questionario è preceduto da una parte generale di domande utili all'analisi dei dati. Nel ringraziarvi fin d'ora per la collaborazione che vorrete darmi, vi informo che la compilazione del questionario vi richiederà al massimo dieci minuti ed è in forma anonima.

Grazie

Allegato 4.

Parte generale costituita da domande su dati sociodemografici e di organizzazione del lavoro in sala operatoria:

Ruolo in sala operatoria: figura unica Infermieristica, Infermiere strumentista, Infermiere di anestesia, Infermiere di sala.

Tipologia di sala operatoria: elezione, Emergenza, urgenza ed elezione, Emergenza-urgenza.

Tipologia di turni: Mattina, pomeriggio e notte, Mattina, pomeriggio e reperibilità, Diurno, Mattina, pomeriggio, notte e reperibilità.

Genere: maschio, femmina.

Fasce d'età: Meno di 30 anni, Tra 30 e 40 anni, Tra 40 e 50 anni, Oltre i 50 anni.

Anzianità di servizio: Meno di 5 anni, Tra 5 e 10 anni, Oltre i 10 anni.

Formazione: Laurea triennale, Laurea magistrale, Master di sala operatoria, Altri master.

Allegato 5. Tabelle di contingenza

Quantitative Demands e formazione

	Ti capita di rimanere indietro con il lavoro?					
Formazione.	**0 - quasi mai o mai**	**1 - raramente**	**2 - qualche volta**	**3 - spesso**	**4 - sempre**	**Totale**
Altri master	2	0	3	0	1	6
Laurea Magistrale	0	1	2	0	0	3
Laurea triennale	11	10	4	7	0	32
Master di sala operatoria	1	4	2	0	0	7
Totale	14	15	11	7	1	48

Test χ^2

	Valore	**gdl**	**P**
χ^2	21.7	12	0.042
N	48		

Formazione.	Hai abbastanza tempo per svolgere tutti i compiti che ti sono assegnati? 0 - quasi mai o mai	1 - raramente	2 - qualche volta	3 – spesso	4 - sempre	Totale
Altri master	2	1	1	1	1	6
Laurea Magistrale	0	0	2	1	0	3
Laurea triennale	0	7	7	12	6	32
Master di sala operatoria	0	1	1	5	0	7
Totale	2	9	11	19	7	48

Test χ^2

	Valore	gdl	P
χ^2	22.2	12	0.036
N	48		

Emotional Demands e tipologia di sala operatoria

Tipologia di sala operatoria.	Il tuo lavoro ti mette in situazioni che ti coinvolgono emotivamente?					
	0 - quasi mai o mai	**1 - raramente**	**2 - qualche volta**	**3 – spesso**	**4 - sempre**	**Totale**
elezione	1	0	3	0	0	4
urgenza - emergenza ed elezione	0	4	24	13	3	44
Totale	1	4	27	13	3	48

Test χ^2

	Valore	**gdl**	**p**
χ^2	13.1	4	0.011
N	48		

Emotional Demands e genere

	Il tuo lavoro ti mette in situazioni che ti coinvolgono emotivamente?					
Sesso.	**0 - quasi mai o mai**	**1 - raramente**	**2 - qualche volta**	**3 - spesso**	**4 - sempre**	**Totale**
F	1	4	16	13	3	37
M	0	0	11	0	0	11
Totale	1	4	27	13	3	48

Test χ^2

	Valore	**gdl**	**P**
χ^2	11.1	4	0.025
N	48		

Decision Authority e turni

Tipologia di turnistica.	Puoi decidere liberamente come svolgere il tuo lavoro?					Totale
	0 - quasi mai o mai	1 - raramente	2 - qualche volta	3 - spesso	4 - sempre	
diurno	0	0	1	6	0	7
mattino, pomeriggio e notte	0	0	0	0	1	1
mattino, pomeriggio e reperibilità	6	5	7	13	2	33
mattino, pomeriggio, notte e reperibilità	0	2	4	1	0	7
Totale	6	7	12	20	3	48

Test χ^2

	Valore	gdl	p
χ^2	28.4	12	0.005
N	48		

Tipologia di turnistica.	Puoi dire la tua opinione sulla quantità di lavoro che ti viene assegnato?					
	0 - quasi mai o mai	**1 - raramente**	**2 - qualche volta**	**3 - spesso**	**4 - sempre**	**Totale**
diurno	1	0	3	3	0	7
mattino, pomeriggio e notte	0	0	0	0	1	1
mattino, pomeriggio e reperibilità	8	6	5	10	4	33
mattino, pomeriggio, notte e reperibilità	0	4	2	1	0	7
Totale	9	10	10	14	5	48

Test χ^2

	Valore	gdl	p
χ^2	21.4	12	0.045
N	48		

Decision Authority e “da quanto tempo lavora in sala?”

Da quanto tempo lavora in sala?	Puoi decidere liberamente come svolgere il tuo lavoro?					
	0 - quasi mai o mai	1 - raramente	2 - qualche volta	3 - spesso	4 - sempre	Totale
Oltre i 10 anni	3	1	7	11	3	25
da 5 a 10 anni	2	0	2	5	0	9
meno di 5 anni	1	6	3	4	0	14
Totale	6	7	12	20	3	48

Test χ^2

	Valore	gdl	p
χ^2	15.9	8	0.044
N	48		

Predictability e tipologia di turni

Tipologia di turnistica.	Ricevi tutte le informazioni necessarie per svolgere bene il tuo lavoro?					Totale
	0 - quasi mai o mai	1 - raramente	2 - qualche volta	3 - spesso	4 - sempre	
diurno	0	0	1	5	1	7
mattino, pomeriggio e notte	0	0	0	1	0	1
mattino, pomeriggio e reperibilità	5	7	12	5	4	33
mattino, pomeriggio, notte e reperibilità	0	2	5	0	0	7
Totale	5	9	18	11	5	48

Test χ^2

	Valore	gdl	P
χ^2	21.1	12	0.050
N	48		

Role Clarity e "da quanto tempo lavora in sala?"

	Sai esattamente cosa ci si aspetta da te al lavoro?					
Da quanto tempo lavora in sala?	**0 - pochissimo**	**1 - poco**	**2 - abbastanza**	**3 - molto**	**4 - moltissimo**	**Totale**
Oltre i 10 anni	0	3	5	14	3	25
da 5 a 10 anni	2	0	3	4	0	9
meno di 5 anni	0	2	8	4	0	14
Totale	2	5	16	22	3	48

Test χ^2

	Valore	**gdl**	**P**
χ^2	17.8	8	0.023
N	48		

Work Family Conflict e ruolo in sala operatoria

	Pensi che il tuo lavoro ti tolga così tanta energia da influire negativamente sulla tua vita privata?				
Che ruolo ha in sala operatoria?	**0 - no, per niente**	**1 - si, ma molto poco**	**2 - si, abbastanza**	**3 - sicuramente si**	**Totale**
Figura unica infermieristica	1	7	17	5	30
Infermiere di anestesia	3	1	5	0	9
Infermiere strumentista	0	5	3	1	9
Totale	4	13	25	6	48

Test χ^2

	Valore	**gdl**	**p**
χ^2	25.6	6	< .001
N	48		

Work Family Conflict e genere

	Pensi che il tuo lavoro ti tolga così tanta energia da influire negativamente sulla tua vita privata?				
Sesso.	**0 - no, per niente**	**1 - si, ma molto poco**	**2 - si, abbastanza**	**3 - sicuramente si**	**Totale**
F	1	8	23	5	37
M	3	5	2	1	11
Totale	4	13	25	6	48

Test χ^2

	Valore	**gdl**	**p**
χ^2	11.2	3	0.011
N	48		

Work family Conflict e "da quanto tempo lavora in sala?"

Da quanto tempo lavora in sala?	Pensi che il tuo lavoro ti tolga così tanto tempo da influire negativamente sulla tua vita privata?				
	0 - no, per niente	**1 - si, ma molto poco**	**2 - si, abbastanza**	**3 - sicuramente si**	**Totale**
Oltre i 10 anni	3	6	13	3	25
da 5 a 10 anni	0	5	0	4	9
meno di 5 anni	1	6	6	1	14
Totale	4	17	19	8	48

Test χ^2

	Valore	**gdl**	**p**
χ^2	13.2	6	0.040
N	48		

Work family conflict e formazione

	Pensi che il tuo lavoro ti tolga così tanto tempo da influire negativamente sulla tua vita privata?				
Formazione.	**0 - no, per niente**	**1 - si, ma molto poco**	**2 - si, abbastanza**	**3 - sicuramente si**	**Totale**
Altri master	0	5	1	0	6
Laurea Magistrale	1	0	2	0	3
Laurea triennale	3	9	16	4	32
Master di sala operatoria	0	3	0	4	7
Totale	4	17	19	8	48

Test χ^2

	Valore	**gdl**	**p**
χ^2	22.6	9	0.007
N	48		

Trust e turni

Tipologia di turnistica.	La direzione aziendale si fida di come lavorano i suoi dipendenti?				
	0 - pochissimo	1 - poco	2 - abbastanza	3 - molto	Totale
diurno	0	4	3	0	7
mattino, pomeriggio e notte	0	0	0	1	1
mattino, pomeriggio e reperibilità	7	9	15	2	33
mattino, pomeriggio, notte e reperibilità	0	3	3	1	7
Totale	7	16	21	4	48

Test χ^2

	Valore	gdl	p
χ^2	16.9	9	0.050
N	48		

Trust e “da quanto tempo lavora in sala?”

	La direzione aziendale si fida di come lavorano i suoi dipendenti?				
Da quanto tempo lavora in sala?	**0 - pochissimo**	**1 - poco**	**2 - abbastanza**	**3 - molto**	**Totale**
Oltre i 10 anni	2	10	9	4	25
da 5 a 10 anni	4	0	5	0	9
meno di 5 anni	1	6	7	0	14
Totale	7	16	21	4	48

Test χ^2

	Valore	**gdl**	**p**
χ^2	14.9	6	0.021
N	48		

Justice e formazione

	Il lavoro è distribuito equamente?				
Formazione.	**0 - quasi mai o mai**	**1 - raramente**	**2 - qualche volta**	**3 - spesso**	**Totale**
Altri master	0	1	2	3	6
Laurea Magistrale	2	0	0	1	3
Laurea triennale	2	12	8	10	32
Master di sala operatoria	1	1	4	1	7
Totale	5	14	14	15	48

Test χ^2

	Valore	**gdl**	**p**
χ^2	17.2	9	0.046
N	48		

	Pensi che il tuo lavoro ti tolga così tanto tempo da influire negativamente sulla tua vita privata?				
Che ruolo ha in sala operatoria?	**0 - no, per niente**	**1 - si, ma molto poco**	**2 - si, abbastanza**	**3 - sicuramente si**	**Totale**
Figura unica infermieristica	0	11	14	5	30
Infermiere di anestesia	4	0	4	1	9
Infermiere strumentista	0	6	1	2	9
Totale	4	17	19	8	48

Test χ^2

	Valore	**gdl**	**p**
χ^2	14.4	6	0.025
N	48		

www.ingramcontent.com/pod-product-compliance
Lightning Source LLC
LaVergne TN
LVHW022308200926
848481LV00004B/1246